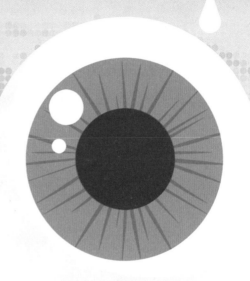

青少年
近视防控手册

彭清华　主审
潘冰心　蒋鹏飞　主编

U0344166

QINGSHAONIAN
JINSHI FANGKONG SHOUCE

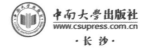
中南大学出版社
www.csupress.com.cn
·长沙·

图书在版编目(CIP)数据

青少年近视防控手册 / 潘冰心，蒋鹏飞主编.
长沙：中南大学出版社，2024.11.
ISBN 978-7-5487-6041-2

Ⅰ．R778.1-62

中国国家版本馆 CIP 数据核字第 2024MK5532 号

青少年近视防控手册
QINGSHAONIAN JINSHI FANGKONG SHOUCE

潘冰心　蒋鹏飞　主编

□出 版 人　林绵优
□责任编辑　王雁芳　周　旦
□责任印制　唐　曦
□出版发行　中南大学出版社
　　　　　　社址：长沙市麓山南路　　　　邮编：410083
　　　　　　发行科电话：0731-88876770　　传真：0731-88710482
□印　　装　湖南省众鑫印务有限公司

□开　　本　710 mm×1000 mm 1/16　□印张 8.75　□字数 121 千字
□互联网+图书　二维码内容　视频 8 分钟
□版　　次　2024 年 11 月第 1 版　　□印次 2024 年 11 月第 1 次印刷
□书　　号　ISBN 978-7-5487-6041-2
□定　　价　58.00 元

编委会

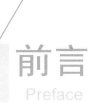

前言
Preface

　　全社会都对近视防控工作非常关心，因为这直接关系到祖国的未来——青少年的眼健康。多年来政府出台了相应文件，眼科专家们也编写了很多近视防控相关的专家共识、指南等，这在一定程度上减少了近视患者的数量，但现在全国仍有很多近视的儿童青少年，视光医生对此可能有较为深刻的体会，尤其在周末、节假日、寒暑假时，视光门诊格外忙碌。

　　在临床工作中，我们发现虽然很多家长知道近视的危害，但对于近视的治疗与控制措施并不十分了解。

　　当我们给眼轴增长较快的儿童青少年的家长推荐使用角膜塑形镜（orthokeratology，OK镜）或离焦框架镜的时候，有些家长表示第一次听说有这些产品，有些青少年甚至错过了最佳控制时机。很多佩戴了离焦框架镜的儿童青少年，甚至1~2年才来复诊，来复诊时多数是因为看不清了，也有不少家长会因此埋怨离焦框架镜的效果并不理想。其实，比佩戴近视防控产品更重要的是定期复查，复查才能让医生掌握儿童青少年的近视进展动态。

　　在门诊工作中我们常常遇到家长担心阿托品凝胶的副作用，拒绝使用阿托品散瞳验光，要求以电脑验光或检影验光结果直接配镜，这往往会导致近视的快速加深。也有些假性近视的儿童青少年的家长，来到门诊之后非常担心，结果孩子回家用了阿托品凝胶后，再次复查发现假性近视被治愈了，家长觉得不可思议，直呼还好没随便配一副眼镜给孩子戴。

在临床中实实在在发生的，令我们非常痛心的案例数不胜数，因此我们编写了这本关于青少年近视防控的图书，重点阐述已经近视了该怎么办、临床上有哪些防控近视的措施、假性近视该怎么治疗等内容。

《青少年近视防控手册》全书共三章。第一章简单讲述了近视的表现及预防方法。第二章讲述了假性近视的治疗，包括西药、中药、针灸、耳穴等多种方法。第三章重点讲述了真性近视的控制与矫正，近视的控制方法包括镜片矫正(OK 镜、多焦点软性角膜接触镜、离焦框架镜、巩膜镜等)、西药与中药、针灸、红外光哺光仪等；矫正方法主要为手术，目前临床上常见的手术方式有全飞秒、半飞秒、SMART 全激光手术、ICL 等。本书详细讲述了这些手术的适宜人群、禁忌证、术前用药、术后用药与随访等内容，力求让儿童青少年及其家长们了解近视的控制与矫正手段。

由于编写时间匆忙、编写者水平有限，书中难免有错误或不当之处，恳请眼科同仁及读者朋友们批评指正，以便再版时更正。

浙江省医疗健康集团衢州医院眼科中心主任　潘冰心主任医师
浙江省医疗健康集团衢州医院眼科中心　　蒋鹏飞主治医师
2024 年 2 月 16 日书于衢州

序言
Foreword

　　自 2018 年习近平总书记对青少年近视防控相关工作作出重要指示以来，全社会都对儿童青少年的近视问题较为关心，在医生、家长、老师们的共同努力下，建立儿童及青少年屈光档案、定期检查视力、定期验光等工作成为常态，这对预防和控制近视的发生发展起到了很大的作用。

　　但不可否认的是，我国仍有数量庞大的儿童青少年近视人群。对于已经近视的儿童青少年，目前临床上已有较多方法延缓近视的进展速度，但很多家长对近视的认识仍停留在"近视配个眼镜就可以了"的阶段，在临床中很多家长恐惧使用阿托品，甚至不知道 OK 镜、离焦框架镜等控制近视的产品。有些家长在了解到 OK 镜、多焦点软性角膜接触镜、离焦框架镜、低浓度阿托品等有很好的控制近视的效果时，常常后悔没有尽早地了解这些产品。尤其当医生临床工作忙，没有太多时间与家长充分交流时，家长对于如何控制近视是不大清楚的。

　　有鉴于此，浙江省医疗健康集团衢州医院眼科中心的医生们与湖南中医药大学的眼科专家一起编著了这本《青少年近视防控手册》。该书重点讲述了已经发生近视该怎么办，详细介绍了目前临床上主流的控制近视的药物、产品等，使家长能够清晰地知道：即使儿童青少年近视了，我们仍然有很多方法可以控制近视的进展。

浙江省医疗健康集团衢州医院眼科中心以眼视光学为特色，是浙江眼视光专科联盟单位，视光与屈光团队临床经验丰富。该眼科中心多年来深植近视防控领域，建立了衢州市第一家眼健康科普馆，常年深入偏远山区、农村小学宣讲近视防控相关知识，在近视防控方面做了大量工作。

《青少年近视防控手册》一书是浙江省医疗健康集团衢州医院眼科中心多年来临床诊疗经验的宝贵总结，今应该书主编之邀，为此书写几句序言，余乐为之。希望该书的出版对推动我国近视防控工作起到积极的促进作用。

湖南中医药大学　彭清华

2024 年 2 月 14 日

目录
Contents

第三章　真性近视的控制与矫正

附　录

第一章

绪 论

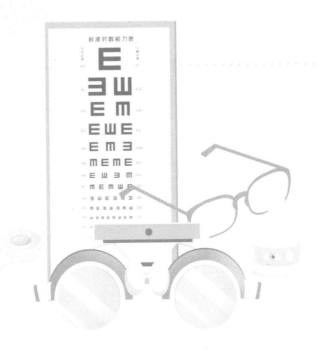

2018 年 8 月，习近平总书记就青少年近视防控相关工作作出重要指示，我国学生近视呈现高发、低龄化趋势，严重影响孩子们的身心健康，这是一个关系国家和民族未来的大问题。

近视已成为严重威胁儿童青少年眼健康的疾病！目前全球近视人数超过 20 亿，预计到 2050 年，全球近视人群将达到 48 亿人。其中中国的近视人口数量尤为突出，据统计已超过了 6 亿人，青少年近视率更是位居全球第一。全国儿童青少年近视情况调查结果显示，2018 年全国儿童青少年总体近视率为 53.6%，2019 年为 50.2%，2020 年为 52.7%，近视率随着年龄的增长而快速上升。其中，小学生近视率为 35.6%，初中生近视率为 71.1%，高中生近视率为 80.5%，部分大学的学生近视率甚至超过 90%。

全社会开始关注儿童青少年的近视防控问题。对于尚未发生近视的青少年来说，如何预防近视的发生显得尤为重要。目前对于近视的预防，主流的手段有足量的户外活动、保持良好的坐姿、科学均衡的营养和建立屈光发育档案。此外，减少甜品的摄入、减少电子产品的使用时间等也可在一定程度上预防或延缓近视。

关于近视的成因，遗传因素仅占一部分，更重要的是环境因素(行为因素)，不健康的用眼习惯是导致近视的主要原因，因此近视是完全可防可控的。

第一节 认识近视

一、近视是什么

近视是屈光不正最常见的一种类型。近视的典型表现就是看近处基本正常,如看书、写字等,但看远处模糊,随着近视度数的增加,可能还会伴随一些其他视觉症状。近视有两种类型,一种是屈光性近视,另一种是轴性近视。屈光性近视是角膜前表面或晶状体表面弯曲度过强,导致外界物体成像在视网膜之前(正常情况下应聚焦在视网膜上才能看得清楚),因此看远处会模糊。我国最常见的近视类型为轴性近视,即眼轴增长导致外界的平行光线聚焦在视网膜的前方,从而导致视网膜上不能形成清晰像,这种屈光状态称为近视(图 1)。

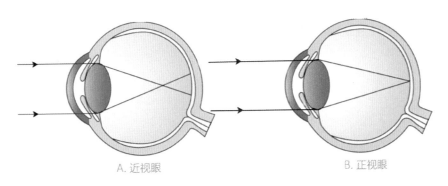

A. 近视眼   B. 正视眼

图 1 光像示意图

　　近视并不是近现代才有的疾病，其实古代很早就有对近视的描述，称为"能近怯远症"。近视的病名最早出现在清代乾隆年间的《目经大成》中，只是古代对于近视的认识不够充分，治疗与预防的手段相对较少。此外，在古代由于无电子产品，因此近视的发病率也较低。近年来随着电子产品使用的增多、不良用眼习惯的增加，近视的发病率迅猛增长。

二、近视有哪些危害

　　近视对眼睛有很大的危害，近视度数越高，危害就越大。我国多数近视患者是轴性近视，近视度数越高，眼轴就越长，视网膜就会被拉扯而变薄，甚至被拉破。高度近视（600度以上）患者发生视网膜脱离（视网膜被拉扯下来）、脉络膜萎缩、视网膜出血、黄斑裂孔、青光眼、玻璃体混浊、白内障等眼病的概率大大增加。严重时，还有可能导致失明。

　　近视还会给生活带来很多不便，一些专业或职业对视力有较高要求，如飞行相关专业、参军、消防等，如果患有近视，就会影响升学与就业。近视也会给生活带来很多不便，如看远处不清楚、冬天眼镜起雾等。此外，高度近视有遗传倾向，很有可能遗传给下一代。

第二节 近视的预防

一、足量的户外活动

大量的研究证实，每天 2 小时的户外活动能够有效地预防近视的发生。所谓的户外活动并非指在户外剧烈的运动，而是保持在户外的环境中即可，在户外坐着、站着、踢球、荡秋千等都有较好的预防近视的作用，其原因就是户外的光照强度大，光照度是预防近视的关键。在学龄前如幼儿园时期就开始增加户外活动时间可以提早预防近视。

如果没有时间连续 2 小时在户外活动，间歇性地在户外活动累计 2 小时也有较好的预防近视效果，如每次课间 10 分钟都到户外活动，一天可增加 80 分钟的户外时间，并且 1 天累计的户外光照度也具有预防近视的作用。在户外时间越长，对近视的预防作用越好，每天户外活动半小时以内，近视的发生率可达 24%，但如果户外时间达到 2 小时，近视的发生率仅为 3%。需要注意的是，这并不代表一定要在太阳下暴晒，如果晒伤就得不偿失了。

如果是在假期、周末等不上学的时间，儿童青少年可以适当多做一些户外活动(图 2、图 3)。

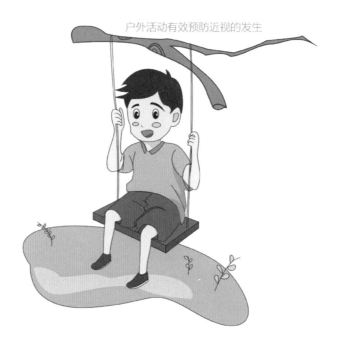

图 2   荡秋千

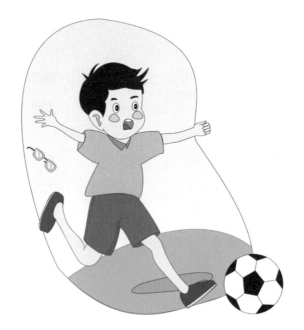

图 3   踢足球

二、保持良好的坐姿

保持良好的坐姿是预防近视的有效方法，尤其对于青少年来说，一天中读书写字时间较多，保持良好的坐姿显得尤为重要。正确的坐姿为：眼睛距离书本或作业本一尺（约 33 厘米），胸口离桌沿一拳（6~7 厘米），握笔手指距笔尖一寸（约 3.3 厘米）。不正确的读书写字姿势，尤其是过于近距离地用眼，会促进近视的发生发展（图 4）。此外，看书、写作业的持续时间不宜超过 40 分钟，如果时间过长，可每隔 40 分钟向远处眺望10 分钟。

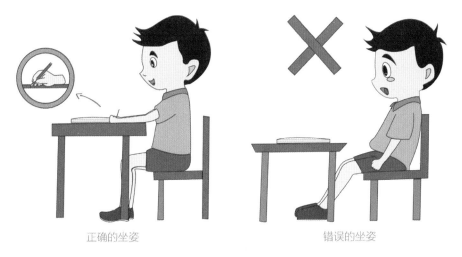

正确的坐姿　　　　　　　　　　　　错误的坐姿

图 4　坐姿

随着电子产品的普及，儿童青少年每天使用电子产品的频率也在增加。其实，使用电子产品与看书写字一样，都要注意距离，近距离地看手机、平板很容易导致近视，尤其很多视频内容具有吸引性，会使儿童青少年不自觉地长时间使用，造成眼睛疲劳、近视（图 5）。因此，看电子产品时，也应像看书写字一样，每隔一定时间就要休息一下，一般建议用眼20分钟就要抬头眺望6米外至少20秒。避免过早过度地使用电子产品可以减少近视的发生。

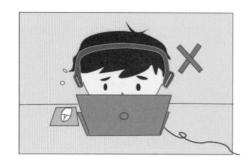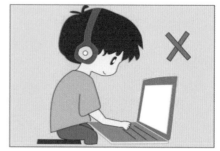

图5　长时间近距离用眼

三、科学均衡的营养

虽然目前并没有确切的证据表明日常饮食与近视有直接关系，但是摄入过多的甜食，会导致近视的发生概率增高。偏食的行为容易造成营养素的摄入不均衡，可能会加快近视的发生。多吃水果、蔬菜，少吃甜食和油炸食品，保证均衡的营养还是很有必要的。

四、重视屈光发育档案

什么是屈光发育档案呢？

简单地说，就是儿童在3岁以后定期到正规医院的眼科检查并记录角膜曲率、眼轴、睫状肌麻痹验光情况等，这样每次复诊时，都能非常清晰且方便地看到儿童近视的发展情况，一旦有了近视的苗头，就可以及时予以干预。

屈光发育档案对青少年近视的预防意义重大，通过屈光发育档案能详细地了解近视的发生原因，更方便医生针对性地治疗。除了近视，建立屈光发育档案还能发现其他屈光问题，如散光、远视、圆锥角膜等（图6、图7）。

浙江衢化医院眼科中心屈光不正档案

编号：_____　门诊号：_____　建档日期：_____

姓名：_____ 性别：[▼] 年龄：___ 出生日期：_____ 学校：_____ 班级：_____
家长姓名：_____ 手机：_____ 家庭住址：_____ 电话：_____
主诉及病史：_____

就诊卡号：_____　专科编号：_____　检查医生：_____　签名：_____

时间			右	左
初诊	一楼	裸眼视力	0.00	0.00
		戴镜度数	0.00	0.00
		电脑验光		
		检影或综合验光		
		全屈光		
		眼压	0.00	0.00
	二楼	眼轴	0.00	0.00
		角膜厚度	0.00	0.00
		眼底平片		
	二楼	角膜地形图		
		角膜内细胞数	0.00	0.00
		OCT		
		电生理		
		视野		
		眼部B超		
	门诊	外眼裂隙灯、眼底		
		处方		

图6　浙江衢化医院眼科中心屈光发育档案（初诊）

衢化医院屈光发育档案			
检查日期：　　年　　月　　日			
眼生物学测量：			
眼别	眼轴		角膜曲率
右眼			
左眼			
医学验光：			
眼别	球镜	柱镜	轴向	矫正视力
右眼				
左眼				
项目名称	检查结果		
眼压	R:　　　　　L:		
备注：			
*以上结果如有异常增加以下相应检查：			
项目名称：　　　　检查结果：			
角膜地形图（图）	详情请见附页		
生物测量仪（图）	详情请见附页		
干眼检查（图）	详情请见附页		
OCT（图）	详情请见附页		
眼底照（图）	详情请见附页		
其他（图）	详情请见附页		
视功能检查	斜视检查：正常　异常 弱视检查：正常　异常 立体视检查：正常　异常 调节功能检查：正常　异常 （详情请见附页）		

图 7　浙江衢化医院眼科中心屈光发育档案（复诊）

第二章

假性近视的治疗

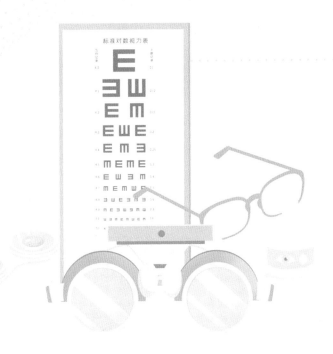

目前多认为假性近视是真性近视的临床前状态，假性近视者的眼轴多无明显的增长，但假性近视如果没有得到及时的治疗或干预，会发展为真性近视。

第一节　药物治疗

目前，假性近视的西药治疗主要以阿托品、消旋山莨菪碱、托吡卡胺及哌仑西平等为代表的毒蕈碱型受体(M型受体)拮抗药为主，其在近视治疗中的效果已经得到证实(图8)。

那么，什么是毒蕈碱型受体呢？毒蕈碱能模拟乙酰胆碱对心肌、平滑肌和腺体的刺激作用，所以这些作用称为毒蕈碱样作用(M样作用)，相应的受体称为毒蕈碱型受体。

一、阿托品

阿托品(分子式为$C_{17}H_{23}NO_3$)能与毒蕈碱型受体的五种亚型结合，阻止乙酰胆碱与毒蕈碱受体结合。随着阿托品浓度增加，可依次出现抑制腺体分泌、瞳孔散大、心率加快、调节麻痹、胃肠道和膀胱平滑肌抑制表现，大剂量可导致中枢症状。阿托品在眼科领域的应用主要是通过解除平滑肌痉挛，达到调节麻痹的作用，眼科医生常将其应用于近视治疗。

阿托品延缓近视进展的效果已被证实，但具体作用机制目前尚无定论，主要有以下几种假说。

第一种假说：作用位点假说。此种理论认为阿托品可能对视网膜或巩膜产生作用，能够通过影响巩膜重塑、抑制巩膜变薄来延缓近视发展。

第二种假说：睫状肌调节机制假说。早期研究者认为，由睫状肌介导

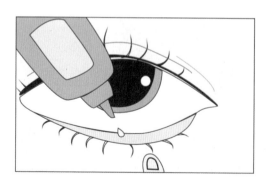

图 8　药物治疗

的调节机制是导致近视的因素之一，而阿托品能松弛睫状肌，导致调节麻痹，从而抑制近视发展。这种机制在猴近视模型中得到了证实。

第三种假说：玻璃体调节机制假说。使用阿托品后，眼睛会出现远视性变化，使晶状体及虹膜后移，导致玻璃体腔深度缩短，也能够治疗近视。

目前多认为阿托品并非通过放松调节来控制近视，其控制近视进展的可能机制是通过直接作用于视网膜和巩膜的 M1 和 M4 受体来实现的。近期研究提示脉络膜巩膜缺血缺氧微环境是近视发生的重要机制，且关于阿托品治疗后的动物实验及临床试验研究均发现实验组研究对象的脉络膜增厚、脉络膜血流灌注压增加，提示阿托品对近视的防控作用靶点可能在脉络膜组织。关于阿托品滴眼液对人眼近视的防控作用机制，仍需要进一步研究证实。目前临床常用的阿托品制剂有高浓度和低浓度之分，使用方法与注意事项有所不同。

（一）高浓度阿托品

高浓度阿托品主要用于直接治疗近视和屈光检查。

1.直接治疗近视

目前已经有很多证据证实阿托品延缓近视发展的疗效确切，且呈现浓度依赖性，分别为：低剂量(0.01%)、中等剂量(0.01%～0.5%)和高剂量(0.5%～1.0%)。高浓度阿托品效果较佳，但是浓度越高不良反应越大，停用后近视反弹也越严重，如瞳孔散大畏光、可能眼压升高、过敏反应等，故无法长期使用。

研究发现，高浓度的阿托品滴眼液对近视的控制效率高达80%。使用阿托品时最常见的副作用是瞳孔扩张和调节麻痹。瞳孔扩张会导致怕光，可以戴墨镜缓解。调节麻痹是指使用阿托品后看近不清楚，尤其是在写字看书时，可以戴雾视镜来补偿调节。

2.屈光检查中使用

因为儿童的调节力强于成人，为了精确检查出儿童的实际屈光度数，验光前必须使用强效睫状肌麻痹剂消除调节影响，在睫状肌充分麻痹状态下进行视网膜检影验光，这对于矫正内斜视、中度和高度远视眼、混合性散光及低龄儿童的屈光不正至关重要。长期以来高浓度阿托品由于具有较强的睫状肌麻痹作用，一直作为12岁以下儿童睫状肌麻痹验光最常用药物。

1%硫酸阿托品眼用凝胶是临床上常用的睫状肌麻痹剂，阿托品可通过阻断乙酰胆碱对瞳孔括约肌和睫状肌的M胆碱受体的作用产生麻痹，从而消除自身调节对验光结果的影响。因此，国内常以1%阿托品眼膏(或眼用凝胶)作为儿童散瞳验光的金标准。

3.阿托品睫状肌麻痹剂使用的适应证、禁忌证和注意事项

(1)适应证：①12岁以下儿童应常规使用；②16岁以下的远视性屈光不正儿童，尤其伴有内斜视者；③弱视儿童；④怀疑调节痉挛者；⑤临

床症状与验光结果不一致，或验光结果的准确性受到质疑时；⑥矫正视力不正常且不能用其他眼病来解释者。

（2）禁忌证：儿童心脏病、颅脑外伤、痉挛性麻痹、唐氏综合征、癫痫以及对药物成分过敏者。

（3）注意事项：用药后会出现看近物（如读书、写字等）不清楚及户外怕光现象。药物应妥善保管，远离儿童及老年人，有些老年人眼睛不适时会误将阿托品凝胶当成抗生素眼膏使用，使用后会出现看东西模糊的症状。儿童用药期间应密切观察，一旦出现不良反应或过敏反应体征应立即停药。

4.阿托品眼用凝胶的用法

（1）每天早、晚各一次（对于有斜视的患者每天要早、中、晚各点一次），双眼用药，连用3~7天，药品使用后放置在阴凉处。用完7天后将剩余眼药丢弃，不可口服或给他人使用。

（2）如果使用3天后复查，则第4天不用眼药，直接到医院复诊检影验光。（儿童青少年多在周末就诊，因此也可以使用1周后再复查）

（3）涂阿托品凝胶时让孩子取卧位，轻轻拉开下眼睑，让孩子的眼球向上看，将米粒大小的阿托品凝胶涂于眼内（注意：不要涂入过量），然后提拉上眼皮包住凝胶以防闭眼时把凝胶挤出眼外。

（4）涂完眼药立刻按压住孩子双眼内眼角的鼻根部3分钟，目的是堵住泪小点防止阿托品流入鼻腔引起鼻部吸收，减少因副作用造成的口干、脸红等不适现象的发生。

（二）低浓度阿托品

低浓度阿托品对于假性近视有较好的治疗作用，但低浓度阿托品并非对每个人都有很好的作用,对于少部分人来说,低浓度阿托品也可能存在效果较差的情况。此外,低浓度阿托品滴眼液的应用是为了延缓近视进展,与视力改善无关,如有真性近视,日间同样需要戴镜矫正,而不能像角膜塑形一样日间不用戴眼镜。

1. 低浓度阿托品的疗效

低浓度阿托品的治疗效果与年龄、近视程度、近视进展速度、父母是否近视等都相关。近视进展能控制在 50 度/年以内较为理想。而对于近视年增长量达到或超过 75 度的儿童和青少年,在良好用眼习惯条件下,可酌情考虑增加用药频率(如早晚各 1 次)、提高阿托品浓度(如改为0.02%)、更改其他近视防控方式或联合应用其他近视防控手段。有研究提示 0.01%阿托品滴眼液联合角膜塑形镜比单纯应用阿托品滴眼液或单纯使用角膜塑形镜的近视控制效果更佳。

2. 低浓度阿托品的适用人群、禁忌证和注意事项

(1)适应证:低浓度阿托品适用于年龄 4 岁至青春期(青春期一般是指 14~17 岁和 18~25 岁 2 个阶段)的近视人群,伴或不伴散光,目前文献报道适宜使用人群年龄为 4~16 岁,对于小于 6 岁的儿童,用药后需要更加严格地监控和随访。年龄为 18 岁以上的青少年,如近视仍较快进展或用眼负荷仍较大,可考虑适当延长用药时间。近视度数达到或超过 50度,或近视度数年增长量达到或超过 50 度,或眼轴长度年增长量超过0.3 毫米,其中伴有近视快速进展危险因素(如高度近视家族史、发病年龄早、近视初始屈光度高的儿童)可较早使用低浓度阿托品干预。

(2)禁忌证:对莨菪碱成分过敏、患青光眼或有青光眼倾向(浅前房、房角狭窄等),颅脑外伤、心脏病(特别是心律失常、充血性心力衰竭、冠心病、二尖瓣狭窄)等人群禁用低浓度阿托品。调节力低下、低色素(如

白化病)等人群慎用,部分伴有畏光症状的眼病(如角膜炎)可待痊愈后再使用低浓度阿托品。

(3)注意事项:在应用低浓度阿托品时也有一些注意事项,如使用前应在医院进行常规临床评估,包括详细问诊、裸眼视力与最佳矫正视力的检查、客观/主观睫状肌麻痹验光、调节幅度、调节灵活度、调节反应、瞳孔对光反应、瞳孔直径、眼压、眼轴长度、角膜地形图等检查;用药需要规范、持续、遵照医嘱并定期随访;用药过程中可能发生不同程度不良反应,如刺激性反应、看近不清晰、畏光、过敏反应等,如有不适需要及时就医;用药过程中,仍然需要注意保持良好的用眼习惯,如减少近距离用眼的强度和时间、增加户外活动时间、改善坐姿和环境照明等。

3. 低浓度阿托品的用法

对于具备用药适应证、经过健康宣教同意使用的儿童和青少年,才可使用低浓度阿托品。推荐使用方法为每晚睡前1次,1次1滴,对推荐使用方法应答一般或应答不佳的儿童,可遵医嘱适当调整应用频率或浓度,但需严密随访,监控用药后的不良反应及安全性。

一般建议第一次随访时间为用药后1~2周,以后3个月随访一次,首次随访主要评估眼压、眼前节健康状态以及用药后主观反应。3个月随访内容包括最佳矫正视力(包括远、近视力)、调节功能、眼压、屈光度、瞳孔检查、眼前节检查、眼轴长度检查;每6个月随访增加眼底检查,每1年随访增加相关全身症状评估,如面色潮红、头痛、心脏病及泌尿系统症状的问诊等。如出现需要处理的不良反应如视近困难、畏光、过敏反应等,应及时就诊处理。

一般需要至少连续2年的治疗(最多持续到青春期),并密切观察近视度数的进展,同时还要保持足够的户外活动时间、良好的用眼习惯。

4.低浓度阿托品的停药

关于低浓度阿托品滴眼液近视防控应用的停药选择，分为常规停药和异常停药两种情况。

（1）常规停药：研究显示，连续用药 2~3 年是有效且安全的。对于 0.01% 阿托品滴眼液应答良好（例如第 2 年几乎没有近视进展或进展不超过 25 度），尤其是 13 岁及以上儿童青少年，可考虑停药并密切观察反弹效应；对于年龄小、近视进展快、应答一般的儿童青少年，可继续用药来维持更好的近视防控效果，直至应答良好或青春中后期停药，但需严密随访，监控用药后的不良反应及安全性。

低浓度阿托品滴眼液在停药后会出现一定的反弹效应，表现在屈光度以及眼轴长度的增长速度较用药时变快，反弹效应是停药时机难以确定的主要原因。浓度越低，近视反弹效应越小；反弹效应还与停药年龄、用药期间近视进展率、用药前近视度数以及眼轴长度有关，停药年龄越大、用药期间近视进展率越低，用药前近视度数越高和眼轴越长，停药后出现近视反弹效应越小。

对于停药后近视进展反弹明显者（近视进展量达到或超过 50 度/年）可重新开始用药治疗。

（2）异常停药：用眼习惯良好、规范用药者，如 0.01% 阿托品滴眼液应用应答不佳，且拒绝提高用药浓度、拒绝联合其他防控方式者，建议停用。出现严重不良反应或轻症不良反应不能耐受者，也建议停用。

二、消旋山莨菪碱

消旋山莨菪碱是人工合成的阿托品类毒蕈碱拮抗剂，无明显视近模糊等视觉不良作用，有较好的安全性和耐受性。近年来，该药在近视的控制与治疗中也发挥了一定的作用。该药与阿托品一样具有浓度依赖性。研究显示，0.5%消旋山莨菪碱联合阿托品能有效控制近视进展及眼轴增长，但效果仍弱于单用阿托品。由于该药抑制、调节视力和散瞳的作用仅为阿托品的1/10~1/20，因此，患者在使用该药后极少出现视近模糊、畏光及眩晕等不良反应，临床上将浓度为0.5%的消旋山莨菪碱主要用于青少年假性近视的治疗。

三、哌仑西平

哌仑西平是具有相对选择性的 M 受体拮抗剂，主要拮抗 M1 和 M4 受体，其瞳孔散大和睫状肌麻痹的副作用不明显，而抑制近视进展的效果与阿托品相似，且在阻止实验性近视发展中的作用已得到医学界的肯定。研究显示哌仑西平抑制近视的机制主要是通过抑制巩膜纤维层金属蛋白酶-2 的表达，并促进金属蛋白酶组织抑制因子-2 的表达，从而间接调控后极部巩膜细胞外基质(extracellular matrix，ECM)的代谢，增加巩膜对眼内压的机械抵抗力。研究显示，2%哌仑西平可控制近视，主要的不良反应为无症状的乳头状结膜炎。总体而言，哌仑西平的安全性高，耐受性好，疗效肯定，是一种具有良好临床应用前景的近视防治药物。但哌仑西平目前尚无上市滴眼液。

四、中药方剂

中医学对近视的认识由来已久，认为近视的发生发展与气血阴阳亏损密切相关，同时伴有遗传因素的影响，涉及脏腑主要包括心、脾、肝、肾。中医古籍中关于近视病因病机的认识，可以总结为气血不足、阴阳失调、肝肾亏虚、久视劳耗、脉络瘀阻、先天遗传六个方面。

《银海精微》述："问曰：能近视不能远视者，何也？答曰：血虚气不足也。"明确指出近视的根本原因为气血不足。明代傅仁宇在《审视瑶函》中提出："忽目患能近视而不能远视者。阳不足，阴有余，病于少火者也。无火，是以光华不能发越于远，而拘敛近视耳。"指出近视的病机是阳气不足、阴火干扰。明代李亦云："能近视不能远视者，看一成二，属肝肾虚。"指出肝肾亏虚是近视发生的原因。肝肾亏虚主要指后天因素所致的肝肾亏虚，亏虚主要指肝肾精华的缺乏。《审视瑶函》提出"竭视劳瞻，而不知养息"是伤睛之源，指出过度用眼可以导致近视的发生。《血证论》云："瘀血在上焦，或发脱不生……目不了了。"这是对瘀血阻络导致视物模糊、不能视远的描述。清代的黄庭镜在《目经大成》中明确提出近视的病因是先天遗传："双眼近觑是生来，不是生来却祸胎。"中药方剂对假性近视有较好的治疗效果，常见的方剂如下。

(一)健脾明目颗粒

【组成】党参、茯苓、黄芪、升麻、远志、石菖蒲、五味子、菟丝子、陈皮、砂仁、甘草。

【组方分析】党参、黄芪具有益气健脾、助气血的作用，目受血而能视；茯苓利水渗湿、益脾和胃、升阳明清气；远志、石菖蒲安神益智；菟丝子含维生素A、胡萝卜素以及叶黄素与五味子合而补肾明目；陈皮、砂仁调理气机、行气健胃；甘草调和诸药。

【用药效果】针对青少年体质特点经过科学合理配方，服用方便，患者易于接受。对于青少年假性近视的防治，具有良好的社会效益和经济效益。文献报道健脾明目颗粒治疗青少年假性近视效果优于托吡卡胺滴眼液，且易于被青少年接受。

(二)益气健脾汤

【组成】太子参、黄芪、茯神、远志、白术、山楂、茺蔚子、菟丝子、枸杞子、石菖蒲。

【组方分析】方中太子参、黄芪具有益气健脾、增视明目的功效；现代研究表明，太子参含有机体必需的多种氨基酸和微量元素；黄芪能扩张末梢血管，改善眼部血液循环，促进视细胞繁殖和再生，对近视有良好的预防作用；茯神健脾安神宁心，远志宁心安神开窍，白术健脾益气明目，山楂消食化积行气，此四味药可加强太子参、黄芪的益气健脾、增视明目作用；茺蔚子活血凉肝明目，菟丝子壮阳益阴明目，枸杞子滋肝补肾明目，石菖蒲开窍和胃明目。诸药合用，共奏益气健脾、增视明目之功。

【用药效果】文献报道益气健脾汤和托吡卡胺滴眼液治疗青少年假性近视均可取得较明显的效果，但在治疗终止后，经益气健脾汤治疗的患者仍可以继续保持已经改善的裸眼视力，相对于托吡卡胺滴眼液，在保持治疗效果上有明显优势。益气健脾汤能从全身的角度解除睫状肌的痉挛状态，使睫状肌得到充分的休息，又补充全身必需的多种维生素和微量元素，增强患者对环境的抵抗力。同理，益气养心，强健脾胃，增强体质，能缓解青少年假性近视，阻止其发展。

(三)视光Ⅰ号方

【组成】炒白术、黄芪、茯苓、川芎、炒酸枣仁、菟丝子。

【组方分析】黄芪健脾益气，化生气血；茯苓、酸枣仁益脾和中、宁心安神，滋阴养血；菟丝子补肾固精、养肝明目。本方诸药相伍补气养血，健脾益肾，活血行气，调节眼部气血，改善眼部血液微循环，增强眼肌的调节功能，缓解眼疲劳，提高远视力。

【用药效果】文献报道视光Ⅰ号方能有效提高患者远视力，部分降低屈光度、改善全身症状。改善眼睛局部血液循环，补充必需微量元素，缓解眼部疲劳。

(四) 五子汤加减

【组成】菟丝子、枸杞子、覆盆子、金樱子、五味子、归身、甘草。

【组方分析】菟丝子、枸杞子具有补益肝肾明目之功；覆盆子、金樱子、五味子等有补肾明目固精之效；当归补血活血明目；甘草健脾益气。全方合用肝肾气血皆补，有开窍明目之效。

【用药效果】五子汤加减内服联合针灸治疗青少年轻度近视有较好疗效，对近视的预防和惯性治疗有一定效果，但是远期效果有待进一步观察。

五、单味中药

(一) 决明子

决明子味甘、苦，性寒，微咸，归肝、大肠经，具有清肝明目，润肠通便之功效。多用于目赤涩痛、畏光多泪、头痛眩晕、目暗不明、大便秘结等。《神农本草经》《本草纲目》《本草正义》等相关古医书里面均有关于用决明子治近视的记载。决明子明目，滋益肝肾，在许多治疗近视名方中均有运用。

(二)黑枸杞

黑枸杞味甘、性平,归肝经、肾经,具有补肾益精、护肝明目、增进视力、美容养颜之功效。目前有研究发现,从黑枸杞中提取出其主要成分花青素,制成胶囊,用于轻中度近视患者,能有效控制青少年轻中度近视的发展,并改善其远视力,减少青少年轻中度近视的屈光度数。

(三)菟丝子

菟丝子味甘涩、性微温,补肾阳、益肾精,多用于治肝肾不足、目暗不明等症。近视为"阳不足,阴有余,病于少火者也",眼之神光源于命门,对于肾阳虚衰,命火不足,而致神光失养者,见视物模糊,能近怯远,则应用菟丝子温补肾中命火。研究发现,通过使用菟丝子压迫相应耳穴,通过经络调节肝、脾、肾等脏腑的功能,减轻或消除睫状肌痉挛,增强眼的调节力,可以达到治疗假性近视的目的。

(四)夏天无

夏天无味苦、微辛,性温。归肝经,具有活血通络、行气止痛之功用。现代研究发现,夏天无滴眼液具有显著的调节睫状肌麻痹的作用,同时也可避免扩瞳产生的不良反应。

第二节　针灸治疗

假性近视是由用眼过度引起睫状肌持续收缩痉挛，晶状体厚度增加，视物模糊不清。利用针灸、推拿、耳穴压豆及理疗仪器等都可放松肌肉，缓解疲劳，可使视力恢复到正常状态(图9、图10)。假性近视若不及时缓解，终究会导致眼轴变长而成为真性近视。因针灸具有疗效显著、低毒副作用的优势，近年来，针灸治疗假性近视越来越受到青少年及其家长的青睐。

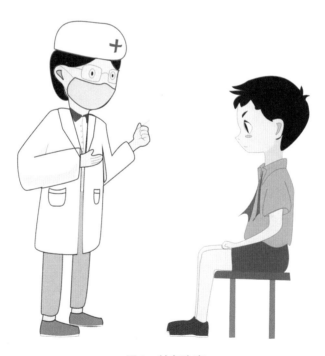

图9　针灸治疗

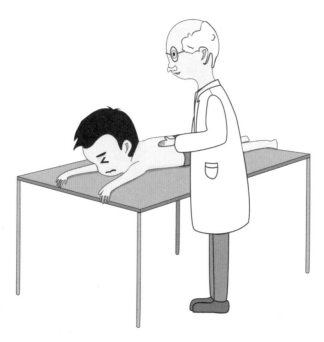

图10　推拿

一、针刺

中医学将假性近视归属"能近怯远症"范畴，与"久视伤血，劳于肝"、心气不足或脾气虚弱、精血不足有密切关系。视物太久会使气血耗伤，又或经脉不畅，血脉瘀阻，气血无法上行以滋养目窍，导致目光视远不能。针刺可以通经活络，使脏腑的气血上润于目，从而治疗假性近视。

（一）常用的针刺穴位

根据假性近视的病因病机，临床上治疗通常以局部治疗和辨证施治相结合。治疗假性近视常用的针刺穴位包括攒竹、太阳、睛明、四白、鱼腰、丝竹空、风池、承泣、合谷和瞳子髎等。这些穴位多为眼睛周围的穴位，与眼睛相距很近，而眼周血管丰富、组织疏松，扎针后容易皮下出血。拔针后久按压，可在一定程度上避免出现"熊猫眼"。

1. 攒竹穴——足太阳膀胱经穴位(图 11)

【定位】在面部，当眉头陷中，眶上切迹处。

【操作方法】可向眉中或向眼眶内缘平刺或斜刺 0.5~0.8 寸，或直刺 0.2~0.3 寸。

【文献记载】《针灸大成》记载："主目晄晄，视物不明……目懵……。"

【现代研究】胡英华研究表明，攒竹透刺睛明能激活相关因子活性，促进视觉系统发育，从而改善视力。

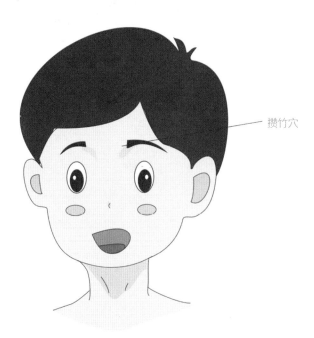

攒竹穴

图 11 攒竹穴

2. 太阳穴——经外奇穴（图12）

【定位】在头部，当眉梢与目外眦之间，向后约一横指的凹陷中。

【操作方法】直刺或斜刺 0.3~0.5 寸；或点刺出血。

【文献记载】《太平圣惠方》云："前关二穴……是穴亦名太阳之穴……目眩目涩，可灸。针入三分。"

【现代研究】徐新帅等研究发现，在刺激太阳穴的同时能够有效刺激眼部血管，缓解血管痉挛，恢复血管收缩功能，有助于恢复视力。

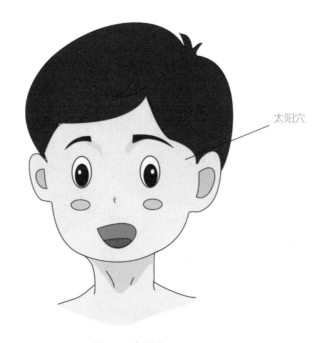

太阳穴

图 12　太阳穴

3. 睛明穴——足太阳膀胱经穴位（图13）

【定位】在面部，目内眦内上方眶内侧壁凹陷中。

【操作方法】嘱患者闭目，医者一手轻推眼球向外侧固定，另一手缓慢进针，紧靠眶缘直刺0.5~1寸。遇到阻力时，不宜强行进针，应改变进针方向或退针。不捻转，不提插(或只轻微地捻转和提插)。

【文献记载】《针灸甲乙经》曰："目不明……晴明主之。"

【现代研究】现代研究认为，晴明穴与血管、神经和结缔组织密切相关，刺激晴明穴能够保护视神经。

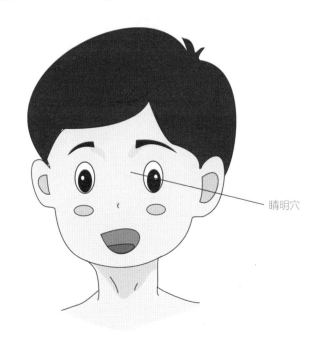

晴明穴

图13　晴明穴

4.四白穴——足阳明胃经穴位(图14)

【定位】在面部，目正视，瞳孔直下，当眶下孔凹陷处。

【操作方法】直刺或微向上斜刺0.3~0.5寸，不可深刺，以免伤及眼球，不可过度提插捻转。

【文献记载】《铜人腧穴针灸图经》记载："治……目眩、眼生白翳……"

【现代研究】张罗琴等研究表明，针刺四白穴能刺激眼周神经、促进血液流通，对于近视疗效显著。

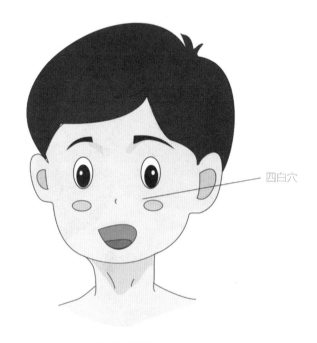

四白穴

图 14　四白穴

5. 鱼腰穴——经外奇穴 (图 15)

【定位】在头部，瞳孔直上，眉毛中。

【操作方法】平刺 0.3~0.5 寸。

【现代研究】刘杰等研究发现，鱼腰穴有动眼神经眶上裂分布在眼部的神经纤维，刺激鱼腰穴可改善眼神经麻痹。

6. 丝竹空穴——手少阳三焦经穴位 (图 16)

【定位】在面部，眉梢凹陷处。

【操作方法】平刺 0.3~0.5 寸。

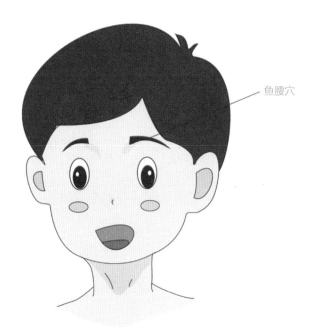

鱼腰穴

图 15　鱼腰穴

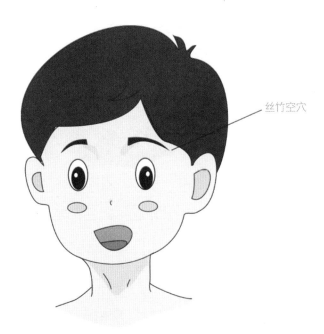

丝竹空穴

图 16　丝竹空穴

7. 风池穴——足少阳胆经穴位(图 17)

【定位】在项部，当枕骨之下，胸锁乳突肌与斜方肌上端之间的凹陷处。

【操作方法】针尖微向下，向鼻尖方向斜刺 0.8~1.2 寸；或平刺透风府穴。

【文献记载】《千金方》中记载："风池、脑户、玉枕、风府、上星，主目痛不能视。"

【现代研究】闫晓玲等研究证明，针刺风池穴能改善眼部血液循环，进而促进视功能的改善与恢复。

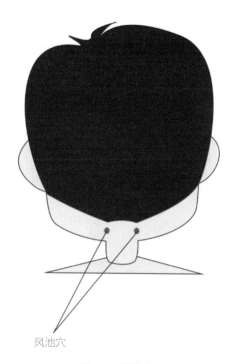

风池穴

图 17　风池穴

8. 承泣穴——足阳明胃经穴位(图18)

【定位】在面部,目正视,瞳孔直下,眼球与眶下缘之间。

【操作方法】嘱患者眼向上看,轻轻固定眼球,沿眶下壁缓缓直刺0.5~1寸,不宜过深。勿大幅度捻转提插,出针后局部压迫针孔片刻,以防出血。

【文献记载】①《外台秘要》:"禁不宜灸,无问多少,三日以后眼下大如拳,息肉长桃许大,至三十日即定,百日都不见物,或如升大。"②《铜人腧穴针灸图经》:"禁不宜针,针之令人目乌色,可灸三壮,炷如大麦,忌如常法。"

【现代研究】孙蓉新的研究表明,针灸承泣穴能温补气血,改善眼周血液循环,达到固摄敛泪的目的。

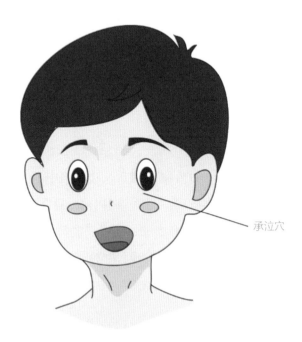

承泣穴

图18 承泣穴

9. 合谷穴——手阳明大肠经穴位 (图 19)

【定位】在手背，第 1、2 掌骨间，第二掌骨桡侧的中点处。

【操作方法】直刺 0.5~0.8 寸。

【文献记载】《扁鹊神应针灸玉龙经》："头、面、耳、目、鼻、颊、口、齿诸疾；偏正头风；手臂膊痛红肿；手臂挛不能握物。"

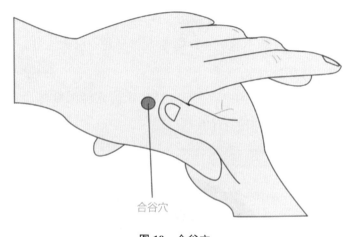

图 19　合谷穴

10. 瞳子髎穴——足少阳胆经穴位 (图 20)

【定位】位于面部，目外眦外侧 0.5 寸凹陷中。

【主治】头痛、目赤肿痛、近视、白内障、目翳等。

【操作方法】平刺 0.3~0.5 寸；或用三棱针点刺出血。

【现代研究】朱爱斌等研究发现，中频刺激瞳子髎穴位有助于提高干眼症患者泪腺腺泡上皮细胞的分泌能力，有效延长眼表泪膜蒸发的时间，进而缓解患眼的临床症状。

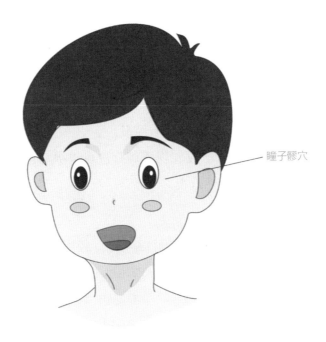

瞳子髎穴

图 20　瞳子髎穴

(二) 针刺方法

不同针刺方法对疏通眼周及其周身经络气血的作用稍有差异,不同穴位也有不同针刺方法,从而更好地调和脏腑阴阳,治疗假性近视。下面介绍几种典型的针刺方法。

1. 普通针刺方法

普通针刺治疗假性近视时应辨证施治,或补虚泻实或清热散寒,因人制宜、因地制宜、因时制宜地开展治疗。因此临床上针刺治疗选择穴位时,多选用局部穴位,同时根据证型选择相应穴位。郑丽绵等的研究证明,针刺配合常规治疗能在短期内提高早期低度近视患者的裸眼视力,减缓屈光度增长速率,改善眼部症状。

2. 透刺疗法

透刺法，又叫透针法、透穴刺法等，是指通过毫针对皮肤进行针刺，刺向另一穴位或几个穴位，可增加针刺强度，提高腧穴的协同作用，以实现对一些疾病的有效治疗。透刺疗法包括本经透刺、表里经透刺、异经透刺三种类型，具有协调阴阳、疏通经络，经气流通、上下相接，顾护卫气、扩大针感的作用。临床研究发现透刺疗法可以提高裸眼视力，改善屈光度，有效防控青少年假性近视。

3. 梅花针疗法

梅花针是在古代九针中的镵针基础上，经历代医家不断研究、改进而发展起来的一种中医外治法。操作时术者右手握住针柄，在人体皮肤（应刺部位）上，运用一定的手法，只叩击皮肤，不伤肌肉，以达到疏通经络、调节脏腑、祛邪扶正、防治疾病的目的。梅花针可以改善眼周血供，解除眼肌痉挛，消除眼疲劳、增加视中枢及视神经细胞的兴奋性，降低视觉阈值，从而提高视力。

4. 头皮针疗法

头皮针疗法是指沿头皮透刺头发覆盖区内的经络腧穴以治疗疾病的针刺疗法。头皮针疗法治疗近视的作用原理是头皮针能兴奋视觉中枢神经系统。针刺头皮视区穴能使患者枕部和眼周围产生一种酸麻、胀重、舒松等感觉，通过刺激使经络沟通内外，增加眼部血液循环，消除眼部痉挛，达到保护视力、预防近视的目的。成定满的研究证明，头皮针治疗假性近视效果显著，且简便易行、安全可靠，较普通针刺更容易被患者接受。

5. 浮针疗法

浮针疗法是使用一次性浮针在患肌周围或者四肢躯干进行，配合再灌注活动的皮下针刺之法，属于现代针灸疗法中的一种。眼球的血供来自眼动脉，角巩膜等组织亦受眼动脉的营养支持。稳定的血供和氧气维持各组织器官功能的正常运转，脑眼局部供血不足可导致巩膜缺血缺氧，为适应低氧环境，其细胞外基质发生改变，巩膜变薄、眼轴拉长而近视。陈玲玲研究发现，通过浮针疗法放松颈部肌肉，恢复组织功能，活跃颈椎区域血液循环能有效改善视力。

6. 揿针疗法

揿针疗法是一种持续埋藏于皮内或皮下的针灸方法，又称为"皮内针""埋针"。该方法是经络腧穴理论与皮部理论知识的结合，早在《黄帝内经》中就记载"皮者脉之部也"，脏腑经络的病变可以直接反映在皮部，因此可以通过皮部治疗内在脏腑疾病。皮部是机体防御的最外层，浅刺皮部可激发卫气、护卫肌表、防御外邪，埋针过程中需要反复按压，从而调气和血，阴阳平衡。揿针在临床上较传统毫针针刺有明显优势，具有方法独特、操作简便、易于推广、疼痛小、疗效较好，且可与其他疗法联合使用等优势，可提高儿童青少年的依从性，应用前景良好。邓宇等的临床试验证明，揿针联合中药治疗可有效缓解低中度近视儿童近视度数的发展，延缓眼轴增长，提高视力。

7. 鬃针疗法

鬃针疗法是清代宫廷太医以猪鬃为针在眼部选穴针刺治疗眼病的一种有效方法。鬃针针刺眼部穴位有补益肝肾、活血化瘀通络的作用。鬃针针刺穴位为上、下眼睑的泪小点和泪小管，位于睛明穴附近，属于经外奇穴。中医认为，青少年假性近视是由于久视耗伤气血，不能上荣于目，目中神光不能发越于远处，故视近清晰、视远模糊。因此通过针刺眼部泪小点和泪小管可以改善眼部气血运行，具有行气活血、通络明目的作用。

现代研究表明，上、下泪小点由滑车神经、三叉神经、眼神经支配，用鬃针针刺泪小点和泪小管可调节支配泪道的神经功能进而调整和改善眼部的神经、血管、肌肉的功能状态，恢复眼睛的正常生理功能，使痉挛解除，视力恢复。

二、灸法

灸法又称艾灸，指以艾绒为主要材料，点燃后直接或间接熏灼体表穴位的一种治疗方法，是针灸疗法中重要的组成部分。该法有温经通络、升阳举陷、行气活血、祛寒逐湿、消肿散结、回阳救逆等作用，可用于治疗假性近视。

(一) 常用的艾灸穴位

艾灸常用的穴位多位于眼周，例如上节已经具体描述过的穴位：睛明、承泣、太阳、瞳子髎等。通过改善眼周的血液循环，缓解睫状肌痉挛，改善视疲劳，以保护视力。此外，还可以根据患者的证候，辨证取穴，行气活血、疏通经络，使阴阳平衡、气血和平，整体的状态调整后，视力也能得到改善。热敏灸与其他方法不同，其选择的穴位为热敏点。

(二) 常见灸法

1. 温和灸

温和灸治疗假性近视的具体操作：患者坐位，头直立。嘱患者闭上双眼，先在双目之间来回平行移动艾灸 1 分钟，以皮肤发热微红为度。再轮流在距左右眼 2 厘米处缓慢绕圈各 2 分钟。随后嘱患者双侧眼球分别顺、逆时针转动 10 次，然后睁开双眼，艾条分别对着双侧眼球旋转灸 0.5 分钟及雀啄灸 0.5 分钟。最后分别对双侧合谷穴做旋转灸及雀啄灸，以皮肤微红为度。贾宁等的研究证明，温和灸能改善眼部的血液循环，从而缓解睫状肌和晶状体的紧张状态，对青少年假性近视具有长期疗效。而且温和灸操作方法简便易行，基本无副作用，适用于任何条件的医院，尤其是边远地区、医疗条件差的地区，能有效地控制和治疗青少年近视的发生和发展。

2. 雷火灸

雷火灸又叫雷火神灸，是一种用中药粉末加上艾绒制成艾条，施灸于穴位上的灸法。在经络学说、辨证、方药的理论基础上，将适宜药物及艾绒混合配制成药艾条，点燃施灸后，通过腧穴、经络的循经感传，从而调节人体脏腑气血阴阳。雷火灸在燃烧时产生的热量、药化因子、红外线辐射力等，是产生治疗效果最重要的因素，产生的药化因子可随燃烧时的热辐射渗透到人体深部组织细胞，纠正能量代谢紊乱。徐万婷研究发现，雷火灸作用于眼周时，可通过热量、药力的作用，改善睫状肌痉挛，促进周围血液循环，缓解视疲劳。

3. 核桃灸

核桃灸是隔物灸的一种，是指以核桃壳为隔垫物，上置艾炷施灸的方法。《理瀹骈文》中记载："凡肩背、腰胁、手臂、腿膝、环跳贴骨等处疼痛，用沉香、木香、丁香、乳香、麝香、山甲末裹核桃壳覆患处，正面作圈护住，上用荷叶遮盖，以防火落，烧艾一二炷，觉热气入内即散。"叶成鹄、李志明教授对核桃灸法进行优化，巧妙地将眼镜、核桃壳、艾条相结合，艾热通过核桃壳内传至眼部，改善眼部气血运行，滋养眼部筋脉。赵博嘉研究发现，核桃灸可以改善假性近视、单纯性轻度近视青少年患者的视疲劳症状。

4. 热敏灸

热敏灸是一种腧穴热敏化艾灸新疗法，是江西省中医院陈日新教授临床 18 年的科研成果、专利技术。其原理为通过艾灸燃烧的热量对热敏态穴位进行悬灸，产生热敏灸感和经气传导作用，起到舒筋通络、调节脏腑等作用。临床试验发现，热敏灸的应用有助于提高假性近视患儿的疗效，促进视力改善。

三、穴位按摩

穴位按摩是以中医理论为基础的保健按摩；以经络穴位按摩为主，其手法渗透力强，可以放松肌肉、解除疲劳、调节人体机能，具有提高人体免疫能力、疏通经络、平衡阴阳、延年益寿之功效。青少年假性近视多为眼周围肌肉紧张而引起。根据病因采取相应的手法缓解眼周围肌肉紧张，可以治疗假性近视。

青少年近视的发生，除表现为视近清楚、视远模糊外，常伴看书写字后头痛脑胀、眼痛不适等症状。中医学认为，假性近视除屈光不正等因素外，同时存在体质因素，如劳伤心神，心阳耗损，阳气不能上达，目络瘀阻不畅，或虚弱过劳，肝肾亏虚，精血不足，加之久视精细，伏案夜读，使目筋、颈筋挛急，血络瘀阻而发病。穴位按摩手法刺激的力转化为能，由表及里，疏通经络，贯通脏腑，以起到调节滋养眼目的作用。穴位按摩防控假性近视将近治穴位和远端穴位相结合以增强疗效，常取穴为头面部腧穴与四肢或项背部腧穴，推拿手法包括点法、推法、振法、揉法、拿法、按法、扫散法、扳法以及小儿捏脊手法等。吕贤蕊研究发现，推拿手法治疗青少年假性近视不仅疗效好，而且复发率低。

第三节　耳穴疗法

耳穴疗法是对耳郭穴位产生直接刺激力的理疗方法，属于传统针灸学方法中较为独具特色的一个分支。《灵枢·邪气脏腑病形》云："十二经脉，三百六十五络，其血气皆上于面而走空窍，其精阳气上走于目而为睛，其别气走于耳而为听。"耳与脏腑经络关系紧密相连，对耳穴加以刺激可激发脏腑经络经气感传，提高人体的整体功能状态。现代医学研究发现，耳穴疗法可通过神经体液调节等多个途径干预调理人体的生理病理状态，达到治疗疾病的目的。

耳穴是分布于耳郭上的腧穴，也叫反应点、刺激点。当人体内脏或躯体有病时，往往会在耳郭的一定部位出现局部反应，如压痛、结节、变色、导电性能等，刺激这些反应点(耳穴)可防治疾病。

近年来，许多儿童青少年疾病有耳穴参与治疗，耳穴的疗效越来越被更多的家长和孩子认可。耳穴的刺激形式具有多样化，如耳针、耳穴压豆及耳穴放血等。但临床中属耳穴压豆疗法最为常用，由于它属于外部作用刺激，不伤及皮肤、肌肉和血管等组织，且疼痛度较为适中，患者更易于接受。对耳穴治疗近视疾病的相关文献进行查阅分析发现，各医家对耳穴治疗假性近视的临床应用广泛，研究较多。医者可单独通过耳针、耳压等方法对患者实施干预治疗，也可配合其他中医特色疗法。耳穴疗法常针对儿童青少年近视程度相对较弱的人群，对轻中度和假性近视的治疗优势较强。临床上，治疗假性近视多与其他疗法相结合。

一、常用的耳穴穴位

耳穴在耳郭上的分布如一个倒置在子宫内的胎儿，共93个穴位。为了便于国际研究和交流，我国制定了国家标准《耳穴名称与定位》。耳穴分布的规律如下：与面颊相应的穴位在耳垂；与上肢相应的穴位在耳周；与躯干相应的穴位在对耳轮体部；与下肢相应的穴位在对耳轮上；与腹腔相应的穴位在耳甲艇；与胸腔相应的穴位在耳甲腔；与消化道相应的穴位在耳轮脚周围等。耳穴疗法大多采用固定耳穴处方，也可进行辨证取穴。辨证分型多从心、肝、肾、脾论治。临床常用的耳穴穴位为眼、肝、肾、屏间后、屏间前、心、神门、脾、皮质下、交感等，具体定位如下。

1.眼

【定位】在耳垂正面中央。

2.肝

【定位】在耳背中外部。

3.肾

【定位】在耳背下部。

4.屏间后

【定位】位于屏间切迹后方对耳屏前下部。

5.屏间前

【定位】在屏间切迹前方耳屏最下部。

6.心

【定位】在耳甲腔正中凹陷中。

7. 神门

【定位】在三角窝后 1/3 的上部。

8. 脾

【定位】在耳甲腔后上方。

9. 皮质下

【定位】在对耳屏内侧面。

10. 交感

【定位】在对耳轮下脚端与耳轮内侧缘相交处。

二、常用的耳穴疗法

1. 耳穴压豆

耳穴压豆是在耳针疗法的基础上发展起来的一种保健方法。具体操作步骤：将表面光滑、近似圆球状或椭圆状的中药王不留行籽或小绿豆等，贴于 0.6 厘米×0.6 厘米的小块胶布中央，然后对准耳穴贴紧并稍加压力，使患者耳朵感到酸、麻、胀或发热。贴后嘱患者每天自行按压数次，每次 1~2 分钟。每次贴压后保持 3~7 天。将耳豆贴准确地粘贴于耳穴处，给予适度的揉、按、捏、压，使其产生酸、麻、胀、痛等刺激感应，以达到治疗目的(图 21)。

青少年假性近视患者因年龄偏小，普遍怕痛而畏惧针刺，且在眼周的部位针刺危险性较大，这就制约了针刺的临床应用。而耳穴压豆能持续刺激穴位，疼痛轻微，无不良反应，奏效快，易推广，因而更受医者及患者的欢迎，被广泛应用于治疗青少年假性近视。研究发现耳穴压豆是一

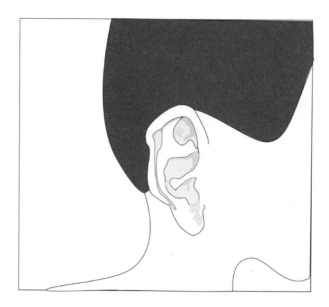

图 21　耳穴压豆

种治疗青少年假性近视的有效方法，具有相对安全、无痛、作用时间长等优点。此外有研究将耳穴压豆联合眼部穴位按摩治疗儿童/青少年假性近视，发现其临床疗效明显。

2. 耳针

耳针是指使用短毫针针刺或其他方法刺激耳穴，以诊治疾病的一种方法。耳针包括毫针针刺、埋针、电针、穴位注射等方法。因耳郭在外，表面凹凸不平，结构特殊，针刺前必须严格消毒，防止感染。有伤面和炎症部位禁针，针刺后如针孔发红、肿胀应及时涂 2.5% 碘酒，防止化脓性软骨膜炎的发生。

参考文献

[1]宋曼.健脾明目颗粒治疗青少年假性近视临床观察[J].海峡药学,2019,31(9): 161-162.

[2]赵永旺,彭清华,黄海涛,等.益气健脾汤治疗青少年假性近视眼的临床研究[J].中 国中医眼科杂志,2011,21(3):147-150.

[3]袁晓艳.益气健脾汤治疗青少年假性近视眼的效果评估[J].中医临床研究,2020, 12(32):118-120.

[4]谢广芳.视光Ⅰ号配合耳穴贴压干预青少年假性及混合性近视的临床研究[D].哈尔 滨:黑龙江中医药大学,2013.

[5]周爱娟.中药内服联合针灸治疗青少年轻度近视[J].江西中医药,2008,39(8): 65-66.

[6]李玉兰,董鑫宇,桑佳煜,等.决明子对眼部疾病应用的研究进展[J].辽宁大学学报 (自然科学版),2023,50(1):72-77.

[7]许伟,麻华伟,许婷婷,等.黑果枸杞胶囊对青少年轻中度近视控制的临床观察 [J].中国中医药现代远程教育,2015,13(14):29-30.

[8]毛有鸣.菟丝子压耳穴治疗假性近视[J].四川中医,1990,8(3):60.

[9]侯立杰,邓军,郭贞洁,等.夏天无滴眼液对低度近视眼调节反应和瞳孔大小的影响 [J].中国中医药科技,2018,25(1):77-78.

[10]胡英华.基于nNOS表达的攒竹透睛明针刺治疗弱视作用机制研究[D].长春:长春 中医药大学,2014.

[11]徐新帅,连清,路瑶,等.针刺联合太阳穴穴位注射治疗外伤性视神经损伤案[J].天 津中医药,2019,36(2):163-164.

[12]谢学铭,唐纯志,罗晓舟,等.睛明穴深刺治疗儿童视神经萎缩临床研究[J].现代中 医临床,2017,24(3):20-24.

[13]张罗琴,李金香,潘诗敏.四白穴的临床应用与机理研究概况[J].针灸临床杂志, 2018,34(4):70-74.

[14]刘杰,龚丹,张伯儒.针刺鱼腰、上睛明穴为主治疗动眼神经麻痹35例[J].中国针 灸,2015,35(2):184.

[15]闫晓玲, 韦企平, 李丽, 等.针刺眼周三穴联合风池穴治疗视神经萎缩的临床疗效分析[J].北京中医药大学学报, 2014, 37(6): 420-423.

[16]孙蓉新.针灸承泣穴治疗溢泪30例[J].陕西中医, 2006, 27(3): 348.

[17]周丽琼, 周运波.耳穴贴压联合眼部穴位按摩治疗儿童/青少年假性近视的临床观察[J].湖南中医药大学学报, 2022, 42(3): 397-400.

[18]朱爱斌, 毛贤科, 马远娟, 等.中频刺激瞳子髎穴位对泪液的临床观察[J].中医临床研究, 2021, 13(19): 35-37.

[19]郑丽绵, 刘婉君, 祁勇军, 等.针刺联合角膜塑形镜防治儿童中低度近视的疗效观察[J].广州中医药大学学报, 2022, 39(11): 2598-2602.

[20]陈燕燕.透刺法治疗青少年假性近视的临床研究[D].南京: 南京中医药大学, 2022.

[21]王志强.电梅花针治疗青少年近视的临床研究[D].北京: 中国中医研究院, 2005.

[22]成定满.头皮针矫治中学生假性近视43例效果观察[J].陕西中医, 1988, 9(12): 562-563.

[23]陈玲玲.浮针疗法治疗青少年轻度近视的近期临床疗效观察[D].南京: 南京中医药大学, 2020.

[24]邓宇, 訾迎新, 农璐琪, 等.结膜Ⅳ号方联合揿针治疗儿童低中度近视的疗效观察[J].中国中医眼科杂志, 2020, 30(7): 487-490.

[25]赫群, 朱宁云.鬃针治疗青少年假性近视240例[J].中国针灸, 2004, 24(5): 60.

[26]贾宁, 陈叙波, 郑丽珍.电针、温和灸配合耳穴贴压治疗青少年假性近视的临床观察[J].光明中医, 2013, 28(2): 324-325.

[27]徐万婷.揿针结合雷火灸治疗青少年假性近视(心脾两虚型)的临床研究[D].长春: 长春中医药大学, 2023.

[28]赵博嘉.核桃壳眼镜灸治疗青少年近视的临床观察[D].长沙: 湖南中医药大学, 2022.

[29]王雨玉, 陈谭红.推拿联合热敏灸治疗儿童假性近视的效果及对视力的影响[J].临床医学研究与实践, 2021, 6(10): 132-134.

[30]聂莹莹, 张逊朗, 唐雯, 等.中医穴位按摩干预儿童青少年调节性和轻度近视的meta分析[J].中医眼耳鼻喉杂志, 2021, 11(3): 129-133.

[31]吕贤蕊.推拿治疗青少年假性近视疗效分析[J].实用中医药杂志, 2020, 36(4): 512-513.

[32]何明, 罗荣芬.耳穴贴压治疗青少年假性近视疗效观察[J].上海针灸杂志, 2014, 33(7): 646-647.

第三章

真性近视的控制与矫正

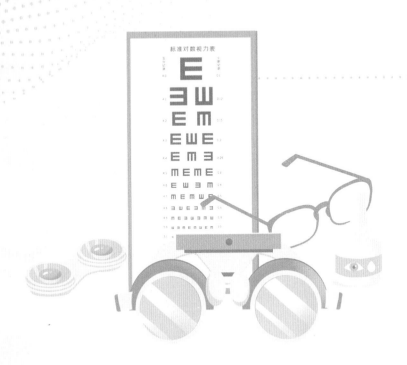

第一节 概 述

中国儿童青少年面临的近视问题已成为重要的社会问题之一。现阶段，儿童青少年近视率高达 52.7%，同时出现近视低龄化趋势，而且高度近视比例也居高不下。2021 年，李玲教授发布的《信息化时代儿童青少年近视防控报告》显示，未来在中国至少有 9.6 亿近视人口。近视已成为最影响儿童青少年视觉健康的疾病。

大多数近视的本质其实就是眼轴的增长，眼轴是不能变短的，所以真性近视是不可逆转的，一旦发展为真性近视，所能做的就是尽量控制近视的增长速度，近视度数越低，高度近视并发症的机会就越小。

对于真性近视，要尽早开始治疗，坚持长期个体化治疗，定期检查和观察，随时根据眼科医生的指导调整治疗方案，坚持科学规范化治疗，不要自行更改治疗方法。

我国临床上将真性近视根据近视度数分为以下三类。

低度近视：$-3.00\ D < SE \leqslant -0.50\ D$（50 度到 300 度）。

中度近视：$-6.00\ D < SE \leqslant -3.00\ D$（300 度到 600 度）。

高度近视：$SE \geqslant -6.00\ D$（超过 600 度）。

高度近视的定义不仅是度数，还有眼轴长度，眼轴超过 26 毫米且度数超过 600 度，临床上就称为高度近视。虽然现在医学发达，能够通过矫正手术摘掉眼镜，但是近视是无法根治的，即使近视矫正术后，近视病理结构所导致的眼部疾病危险性增高的情况并不会减少，眼部高度近视也更容易引起白内障、视网膜脱离、黄斑变性等眼部疾病。

对于真性近视，需要定期到医院进行以下检查：

1. 视力检查

视力，又称视觉分辨力，通常是指中心视力。在一定范围内，裸眼远视力的下降程度与屈光度之间有一定的相关性，近视度数越高，裸眼远视力越差。医生常规建议是每3~6个月进行一次视力检查(图22)。

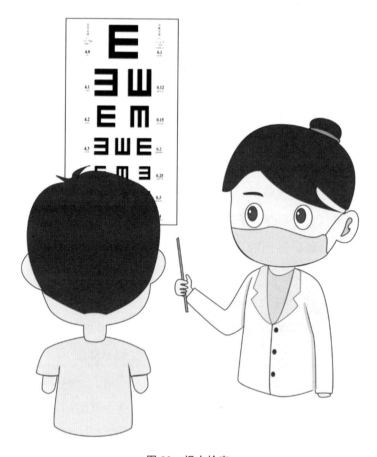

图22　视力检查

2.屈光度

屈光度是屈光力的单位,以 D 表示,是反映屈光状态最常见、最直接的参数。对于真性近视儿童而言,近视进展速度存在明显的个体差异,一般每年的近视屈光度进展为 0.50~1.00 D(即 50~100 度)。屈光检查常规以睫状肌麻痹后使用电脑验光仪进行自动验光的结果作为测量金标准(图 23)。

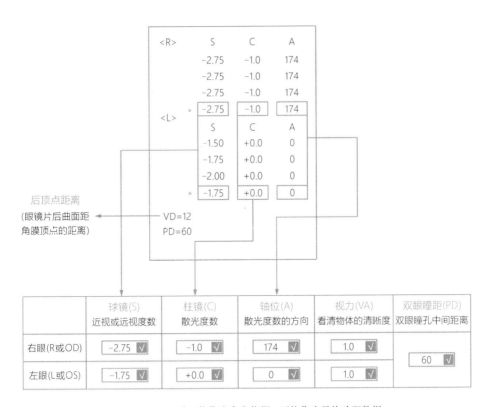

备注:电脑验光单只能作为参考依据,不能作为最终验配数据。

图 23　电脑验光单

3.眼轴

眼轴长度是指眼球前后径的长度，它代表着眼球的发育情况。眼轴在近视风险及近视进展评估中具有重要作用，建议在儿童青少年近视筛查时，有条件的地方可增加眼轴长度的测量，每学年不少于2次。

一般认为，眼轴长度每增加1毫米，眼睛的度数会朝着近视方向进展200~300度。

第二节　镜片矫正

临床常见的用于控制近视的镜片包括 OK 镜(角膜塑形镜)、多焦点软性角膜接触镜、巩膜镜、框架镜等。

一、OK 镜

(一)什么是 OK 镜

角膜塑形镜,即 OK 镜,是一种逆几何设计的高透氧硬性角膜接触镜,通过夜间佩戴使角膜中央区域的弧度一定范围内变平,从而降低一定量的近视度数,是一种可逆性非手术的物理矫形方法。仅需夜间佩戴,白天摘镜后可维持一天较好的裸眼视力。OK 镜还能通过近视离焦控制近视,关于近视离焦理论的内容将在关于多焦软镜的内容中重点讲述。

角膜塑形镜是一项成熟可靠的光学干预技术,也是目前临床应用于近视控制的较有效的干预方法之一。

应该注意角膜塑形镜与角膜接触镜的区别。角膜接触镜是指直接接触角膜的眼镜,俗称"隐形眼镜"。角膜接触镜分为软性角膜接触镜和硬性角膜接触镜。而角膜塑形镜就是角膜接触镜中的硬性角膜接触镜。所以角膜接触镜与角膜塑形镜二者之间属于包含关系。

(二)OK镜控制近视的效果

OK镜能减缓近视度数和眼轴的增长。临床试验发现,OK镜可以有效缓解儿童青少年近视进展,长期佩戴OK镜能延缓青少年眼轴长度进展约0.19毫米/年。需要注意的是,OK镜对近视的矫正是暂时性的,如需维持良好的日间视力,必须夜间持续佩戴。

(三)OK镜控制近视的原理

夜间佩戴OK镜,眼睑压力+泪水流体力学产生的静液压力会缓慢改变角膜中央形态,促使角膜细胞扁平化,成像于视网膜上,从而暂时降低近视度数,获得较好的日间裸眼视力。

(四)OK镜分区设计

OK镜分区如下(图24)。

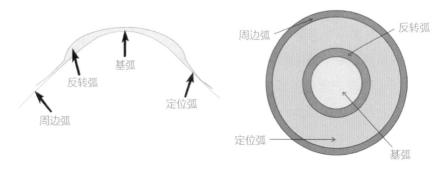

图24　OK镜分区

基弧(BC):直径约6毫米,相比患者角膜平,正向模压作用于角膜表面,促进角膜上皮组织的重新分布。

反转弧(RC):直径约0.6毫米,比基弧陡,角膜上皮组织受压后逐步重新分布，此弧段提供角膜向两侧延展生长的空间。

定位弧（AC）：直径约1.3毫米，与角膜外侧平行，该弧段保证 OK 镜与眼球的非典型球面的良好贴合，促使镜片动态居中。

周边弧（PC）：直径约0.4毫米，微微翘起，该弧段引导泪液进入镜片与角膜之间，保证镜片与眼球之间实现充分、自由的泪液流通。

（五）OK 镜的特点

晚上佩戴，大多白天无须戴镜。夜间睡眠佩戴，晨起取下镜片后视力便有明显改善，大多数近视患者白天学习、活动玩耍，一整天都不需要任何眼镜。在控制近视度数加深的同时，让近视患者摆脱眼镜束缚，减少因戴眼镜带来的各种不方便（图25）。

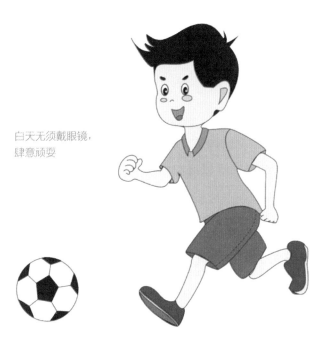

白天无须戴眼镜，
肆意顽耍

图 25　晚上戴 OK 镜后白天无须戴镜运动

(六) OK 镜的适应证

8 岁以上的近视患者；有明显的近视趋势，近视持续发展，且增长速度较快者；中低度近视伴低度散光者。OK 镜也可用于一些疾病的治疗，如眼部炎症、眼睑闭合不全等，这里就不作过多介绍。

(七) OK 镜品牌及价格

1. 国产

艾康菲 (ACT)、库博光学 (CRT)、爱博诺德、梦戴维，价格一般是 5000 元以上。

2. 进口

目立康、阿尔法、智瞳佳、露晰得、菁视、亨泰，价格一般是 9000 元以上。

(八) 注意事项

因 OK 镜每天晚上都要佩戴，所以对卫生要求较高，有过敏性结膜炎或经常揉眼的儿童青少年不建议佩戴。在佩戴过程中要定期复查，尤其在眼部有不适时，一定要及时就诊。

二、多焦点软性角膜接触镜

(一) 什么是多焦点软性角膜接触镜

多焦点软性角膜接触镜 (图 26) 是一种特殊的周边离焦设计的日戴型

软性隐形眼镜，多焦点软性角膜接触镜的材料是软性的，与隐形眼镜相似，因此佩戴时更加舒适，且多焦点软性角膜接触镜为日抛型，大大降低了眼部感染的风险，较为安全。

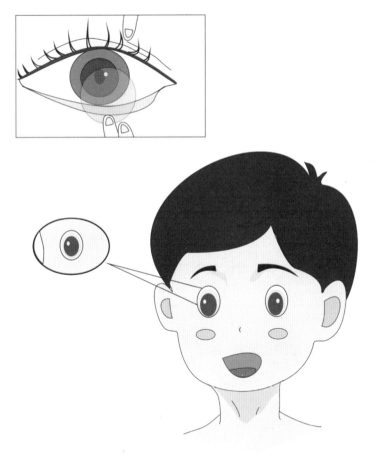

图26 戴多焦点软性角膜接触镜

(二) 多焦点软性角膜接触镜的原理及效果

多焦点软性角膜接触镜的原理是依据近视离焦理论。多焦点软性角膜接触镜根据设计不同,可以分为渐变多焦点设计与远用光度交替的同心圆设计。无论哪种设计,其基本原理都是在周边视网膜形成近视性离焦,利用近视性离焦的原理来延缓近视增长。目前多认为同心双焦设计的多焦点软性角膜接触镜近视控制效果优于渐进多焦设计的多焦点软性角膜接触镜。

多焦点软性角膜接触镜相较于单光框架眼镜和单焦点软性角膜接触镜,能有效延缓近视度数及眼轴的增长,屈光度进展减缓 0.2~0.3 D/年,眼轴增长减缓 0.1 毫米/年。因此国际近视研究学会和《亚洲近视管理共识》均将多焦点软性角膜接触镜列为近视控制的推荐方法。美国眼科医学会 2016 年 4 月发表的期刊数据表明:使用 OK 镜眼轴增长为 0.15 毫米/年,使用离焦软镜眼轴增长为 0.11 毫米/年。

(三) 多焦点软性角膜接触镜的优势

(1) 白天佩戴方便、安全、舒适。
(2) 成像更稳定、持久。
(3) 适用更多人群,度数范围广泛。

三、巩膜镜

(一) 什么是巩膜镜

硬性巩膜接触镜(scleral lens),又称巩膜镜,是一种大直径的硬性透气性接触镜，日间佩戴。它呈拱形覆盖角膜及角巩膜缘，着陆于巩膜上，使镜片与角膜之间形成适当厚度的水液层(图27)。

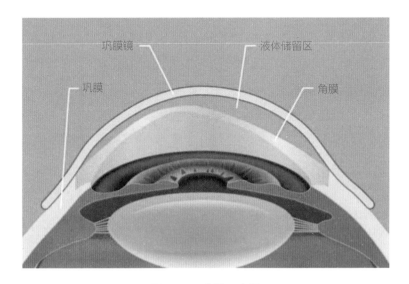

图 27 巩膜镜示意图

（二）巩膜镜的作用机理

1.光学成像

佩戴时，通过在镜片与角膜之间填充无防腐剂生理盐水，形成一定厚度的生理盐水层，完美包裹角膜的不规则形态，从而形成规则的光学界面，利用光学成像原理，改善视觉质量。

2.眼表保护及湿润

巩膜镜在角膜上方形成的硬性穹窿，可以为角膜提供机械保护。巩膜镜与角膜之间的蓄泪池可以保持眼表湿润，维持眼表疾病患者角膜上皮完整，促进角膜愈合，控制眼表疾病的恶化。

(三)巩膜镜的临床应用

单纯屈光不正(高度近视、高度远视、高度散光)、角膜不规则散光(圆锥角膜、屈光术后并发症、外伤导致不规则角膜散光、角膜移植术后)、眼表疾病(干燥性角结膜炎、Stevens Johnson 综合征、暴露性角膜炎、移植物抗宿主病、干燥综合征)。

(四)巩膜镜的品牌

常见的有艾康特、艾普科、目立康等。

(五)巩膜镜分区设计

1. 光学区(optical zone)

光学区位于巩膜镜的中央区域,由镜片的曲率和光度共同构建了一个理想的光学界面。光学区由前后表面组成,可做不同设计,前表面可以为球面或是非球面。

2. 过渡区(transition zone)

过渡区位于光学区和着陆区之间。不同品牌的过渡区设计不同:有些使用弧线形设计镜片的过渡区;有些利用直线将光学区连接至着陆区;也有些将过渡区继续分为更多的区,并使各子区也可独立调整,更加方便验配。

3. 着陆区(landing zone)

着陆区也称巩膜区或定位区(haptic zone),主要是提供镜片定位并与眼球接触的区域,在接触的部分应尽可能符合眼睛前表面的形状。

（六）巩膜镜的优点

极大提高不规则角膜散光的矫正视力；矫正视力稳定且视觉质量更高；舒适度高，更加容易适应；无年龄限制；运动时镜片不易脱落；不会受到户外环境和风尘颗粒的影响。

（七）巩膜镜的价格

一般为 9000 元以上。

四、框架镜

框架眼镜（即框架镜，图 28）目前主要分为单焦点、双焦点、渐进多焦点和新型周围离焦眼镜 4 种。①单焦点框架镜为临床常见的框架眼镜类型，镜片为凹透镜，佩戴后入射光能够在角膜中央重新聚焦在视网膜上，以获得最佳矫正视力；②双焦点框架镜镜片上下方分别为看远、看近距离设计，减少由调节因素引起的近视；③渐进多焦镜片为上方看远距离、下方看近距离屈光度设计，上下屈光度平缓过度，减少调节因素引起的近视进展，多用于调节滞后人群；④新型周围离焦眼镜的镜片设计在矫正屈光不正的同时产生周边近视离焦，临床上分为多区正向光学离焦框架眼镜和周围离焦设计框架眼镜，前者具有控制近视进展的效果，后者为不对称设计，控制近视进展的效果尚不明确。

（一）普通框架镜

镜框的材质分类有金属、板材、塑料、钛材、TR90、硅胶、PC、塑钢、碳素纤维、醋酸纤维素、海马尼。

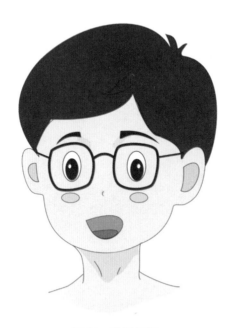

图 28　戴框架镜

不同材质的框架镜都有什么特点呢？

1. 金属眼镜架

金属眼镜架可分为三类：铜合金、镍合金和贵金属。由这些稀有金属制成的框架具有良好的硬度，可以抵抗强烈的冲击，其耐腐蚀性与其他材料一样明显，然而，金属眼镜架质地一般，韧性和弹性较差，遇到汗水时很容易滑落。

2. 板材眼镜架

板材是目前最流行的眼镜架材料，也是一种广泛使用的眼镜架材质。与其他眼镜架相比，板材眼镜架不易被汗水和盐水侵蚀而生锈，因此是最好的耐腐蚀眼镜架材料。此外，抛光板具有高光泽、透明度和柔软的质地，适合任何肤质。

3.塑料眼镜架

塑料眼镜架最大的特点是它具有最好的耐腐蚀性。它的防晒和环保特点也受到了很多消费者的喜爱，而且它的材质极其轻盈，比普通平板眼镜框架更轻，运动性能更好。

4.钛材眼镜架

钛有纯钛和混合钛两种。它比金属眼镜架轻约 48%，因此佩戴起来很舒适，没有任何挤压皮肤的痕迹。钛制成的眼镜架硬度高，不易被划伤和损坏，是最耐用的眼镜架材料。而且，它不会生锈，对皮肤有很好的亲和力，不会引起任何皮肤过敏。

5.PC 眼镜架

优点是材料价格更低，具有一定的灵活性，耐冲击（这就是为什么它被称为太空膜）。缺点是表面涂装不环保，油漆层容易剥落，舒适性和耐久性差，无法根据不同的脸型调整框架。

6.塑钢眼镜架

优点是强度和表面硬度优于 TR。柔韧性略低于 TR，但高于 PC。质量轻。由于它的高强度，它可以制成非常纤细的环形和最接近金属框架的超细框架。当然，掌握这项技术的企业并不多。表面漆层具有高附着力。缺点是表面有哑光纹理，需要喷漆处理，对喷漆工艺要求很高。用较差的技术涂装框架会导致框架的脆性断裂。

7.碳素纤维眼镜架

优点是质地轻盈，强度高，耐高温，表面纹理独特。缺点是由于弯曲较大，容易断裂。

8.醋酸纤维素眼镜架

优点是表面硬度高，耐磨损。可以根据不同的面部尺寸进行适当的舒适度调整。它是一种成熟的材料，广泛用于国际服装品牌的眼镜产品。缺点是材质较硬，如果调整不当，舒适度会很差。

9. 海马尼眼镜架

优点是包裹内容物的材料(薄薄的真干花、不锈钢片、牛仔布、蕾丝等)在市场上得到了完美解决，呈现的纹理更立体、更有层次感。表面未涂漆和电镀，因此耐用。质地比醋酸纤维素眼镜架轻。其柔韧性优于醋酸纤维素眼镜架。可以适度调整框架以更好地适应面部大小。

10. 硅胶眼镜架

优点是吸附性能高、热稳定性好、化学性能佳、有比较高的机械强度。所以硅胶眼镜架不易与其他溶剂发生反应，也可以短时间内处于高温环境下，也不会出现变形等现象。而且硅胶眼镜架与记忆近视钛架的眼镜架一样，有比较高的机械强度，不会由于折弯而发生变形，具有超强的恢复作用。而且对人体肌肤没有任何副作用，也不会对鼻梁有明显的压痕，佩戴起来更加舒适。无毒无色无味，并且化学性质非常稳定。除了生活中的强碱、氢氟酸，不会与其他物质发生任何的化学反应。

11. TR90 眼镜架

TR90 是一种具有记忆性的高分子材料，是一种高科技材料。由它制成的眼镜架的重量是板材眼镜架的一半，超轻超薄，具有很强的耐高温性、抗变形性和抗断裂性，超韧性、耐高温耐撞耐磨，摩擦系数低。它是最适合剧烈运动的眼镜架材料，因为它能有效防止在运动中因镜架断裂、摩擦对眼睛及脸部造成的伤害。此外，它没有任何有毒化学成分(婴儿奶瓶也会采用此材质)。

(二) 离焦框架镜

离焦框架镜控制近视的原理：根据周边近视离焦原理设计，在佩戴离焦眼镜后，物体会在眼内形成一个聚焦像和一个近视性离焦像。离焦像会使周边视网膜的成像超前，从而减少周边视网膜向后扩张的趋势，避免加重视疲劳。同时，由于离焦像的存在，可以刺激视网膜多巴胺的分泌，进一步抑制眼轴增长，从而延缓近视的加深。

1. 分类

离焦框架镜可分为微透镜设计类和渐进离焦设计类。特殊设计框架眼镜具备佩戴方便、不良反应少等优势，成为临床近视控制技术的主要选择之一。

2. 适应证

（1）不受年龄、近视度数限制，建议 12 岁以内、近视增长量≥0.75 D/年的儿童青少年使用。

（2）已经使用了其他非药物控制手段仍然近视增长量≥0.75 D/年的儿童青少年。

3. 品牌

（1）微透镜设计类：豪雅新乐学、依视路星趣控、康耐特乐控、万新光学、奥拉。

（2）渐进离焦设计类：Apollo 新瞳学、蔡司成长乐、思问二代。价格均在 3980 元以上。

第三节　药物控制

一、西药

目前近视的药物治疗,用于临床控制真性近视的药物仅有 0.01% 阿托品,其他药物尚缺乏大量的随机对照试验与循证医学证据。

(一)阿托品

阿托品从 19 世纪就被发现可用于治疗近视。早期认为阿托品控制近视的机制是作用于睫状肌缓解调节。阿托品控制近视进展属于Ⅰ类证据,但长期使用阿托品会产生畏光、视物模糊等副作用,降低患者的依从性。因此,找到合适的药物浓度及用药方式显得尤为重要。在 0.5%、0.1% 和 0.01% 阿托品中,0.01% 阿托品对近视力无影响,畏光等不良反应也最小,且能达到同样的近视控制效果。由于 0.01% 阿托品不良反应最低,对近视控制也有明确的效果,且停止使用后回弹最小,已被正式运用于临床青少年近视控制。同时也有研究显示 0.05% 阿托品近视控制效果更好且不良反应也很少,这仍需后续研究观察增加用药时间的效果和不良反应及停药后的回弹现象等。目前针对青少年近视常使用的治疗方案为 0.01% 阿托品滴眼液涂于眼睑内,一日一次,并每月 1 次复查视力。

(二)目前仍然处于研究阶段的药物

1. 阿扑吗啡

有研究发现,结膜下注射非选择性多巴胺受体激动剂阿扑吗啡,可在一定程度上抑制形觉剥夺性近视的发展,且呈剂量依赖性。目前研究多巴胺对近视作用的实验数量不在少数,但可能是参与多巴胺合成代谢的因素在近视形成过程中的作用不同,或是实验过程中动物模型的选择、药物剂量及注射方式的差异,导致很多研究结果不一致。但多巴胺对近视有保护作用是得到公认的。

2. 7-甲基黄嘌呤

7-甲基黄嘌呤主要通过重塑后极部巩膜而阻止形觉剥夺性近视的形成。目前对 7-甲基黄嘌呤的研究尚处于初级阶段,对于 7-甲基黄嘌呤的最适剂量,是否有眼部不良反应以及长期用药的安全性都需要进一步的研究和观察,但 7-甲基黄嘌呤用于近视治疗依然疗效可观。

3. 血管活性肠肽

血管活性肠肽存在于视网膜无长突细胞中,对视网膜发育的促进作用与一氧化氮合成酶及转化生长因子 β1 相关。血管活性肠肽受体拮抗剂可抑制形觉剥夺性近视的形成,且屈光度和眼轴增长值与血管活性肠肽拮抗剂浓度梯度呈负相关。近期研究显示血管活性肠肽受体 2 基因变异与中国汉族高度近视密切相关。相关药物研究仍处于动物实验阶段。

4. 一氧化氮(NO)

NO 是一种可由视网膜合成的神经递质。有研究发现一氧化氮可调节形觉剥夺性近视及透镜诱导性近视形成的视网膜通路。但也有反对意见认为 NO 缓解近视的机制是松弛睫状肌。阿托品对近视的抑制作用可以被 NO 抑制剂呈剂量依赖性地阻断，证明 NO 可以抑制近视的增长，是阿托品近视抑制效果的必要条件。NO 相关试剂研究仍处于动物实验阶段。

5. 葛根素

葛根素是一种异黄酮类化合物，研究发现葛根素滴眼液能减轻近视患者屈光度和眼轴增长的幅度，其作用与消旋山莨菪碱相当，同时还发现滴用葛根素滴眼液患者的屈光度增幅随着眼压的降低而减小，因此认为葛根素滴眼液缓解近视发展的作用与其降眼压功能有关。

二、中药方剂和单味中药

中医学很早就有对近视的论述，中药在近视防控方面具有重要意义，有改善症状、控制近视的良好作用。

(一) 辨证论治

根据《中医药科普标准知识库》，近视的证型及方剂治疗如下。

1. 心阳不足证

【临床表现】视近清楚，视远模糊；全身无明显不适，或兼见面色㿠白，心悸，神倦，视物易疲劳；舌质淡，脉弱。

【治法】补心益气，安神定志。

【常用方剂】定志丸加减(《审视瑶函》)。

【常用药物】人参、茯神、远志、石菖蒲等。

2. 气血不足证

【临床表现】视近清楚，视远模糊，眼底或可见视网膜呈豹纹状改变；

或兼见面色不华，神疲乏力，视物易疲劳，舌质淡，苔薄白，脉细弱。

【治法】补血益气。

【常用方剂】当归补血汤(《原机启微》卷下)。

【常用药物】有生地黄、熟地黄、川芎、牛膝、防风、羌活、甘草、薄荷、当归等。

3.肝肾两虚证

【临床表现】能近怯远，可有眼前黑花飘动，眼底可见玻璃体液化混浊，视网膜呈豹纹状改变，或有头晕耳鸣，腰膝酸软，寐差多梦，视物易疲劳，舌质淡，脉细弱或弦细。

【治法】滋补肝肾。

【常用方剂】驻景丸加减方(《中医眼科六经法要》)。

【常用药物】菟丝子、楮实子、茺蔚子、枸杞子、车前子、木瓜、寒水石、紫河车粉、生三七粉、五味子等。

4.脾气虚弱证

【临床表现】脾虚气弱，视近清晰，视远模糊，视疲劳，喜垂闭，或病后体虚，食欲不振，四肢乏力，舌淡红，苔薄白，脉弱。

【治法】健脾益气。

【常用方剂】参苓白术散(《太平惠民和剂局方》)。

【常用药物】人参、白术、茯苓、炒甘草、山药、桔梗、白扁豆、莲子肉、薏苡仁、缩砂仁等。

(二)经方验方

当前也有较多以往研究证明有效的方剂。

1.定志丸

【组成】人参、茯神、远志、石菖蒲。

【组方分析】人参大补元气，元气充盛则心阳充沛，血脉流畅；茯苓化湿健脾，能交心气于肾，辅佐人参补心气，更能宁心安神；远志、石菖蒲化痰湿，通心窍；朱砂清肝镇心。全方以温药为主，以补虚泻实为法，使元气足、玄府通而起到补心宁神、开窍明目、温补阳气的作用。

【用药效果】近视的现代医学发病机制为微循环障碍而导致的局部缺血缺氧，造成巩膜组织的重塑，故探索改善缺血缺氧的治疗措施，是目前近视防控研究的重点。而定志丸可补益心阳，振奋阳气，可加强心主血脉之功能，促进眼部的血液循环，利于改善眼部缺血缺氧症状，故可用于防控近视。

2. 驻景丸加减方

【组成】枸杞子、楮实子、菟丝子、黄芪、党参、白术、当归、熟地、柴胡、白芍、神曲、丹参。

【组方分析】枸杞子、楮实子、菟丝子补肝益肾明目，熟地、当归益精血，党参、白术、黄芪健脾益气，神曲健胃和中，丹参、柴胡、白芍疏肝养血活血。这样气血运行通畅，精气充足滋养于目而使视力提高。

【用药效果】驻景丸加减方对防治青少年近视有很好疗效。研究报道裸眼视力可提高 2~3 行或以上。

3. 益气聪明汤

【组成】黄芪、人参、升麻、葛根、蔓荆子、白芍、甘草。

【组方分析】方中以黄芪、人参之甘温治虚劳；升麻、葛根、蔓荆子升提中气；芍药柔肝缓急，顺通血脉；甘草甘缓，调和诸药。能近视不能远视者，阳气不足阴气有余。故应补阳气而泻阴气。全方合用，主益气升阳、聪耳明目之功效。

【用药效果】益气聪明汤能解除睫状肌痉挛，增强眼的调节能力，通过临床观察发现可取得满意疗效。

4. 明视方

【组成】生晒参、茯苓、石菖蒲、制远志、山药、黄精、丹参。

【组方分析】人参大补元气、调补五脏，祛除邪气，明目益智、复脉固脱；茯苓有健脾宁心、益气安神、利水渗湿、明目之功；石菖蒲开窍醒脑、化湿、开胃、益智。远志安神、祛痰、消肿、明目、益智；山药健脾养胃、补肾、生津益肺；黄精补气、润肺、补脾益肾。丹参活血祛瘀、通经止痛、除烦。全方以温补心阳为主，兼调脾胃，滋而不腻，补而不滞，阴中有阳，阴阳互补，共奏补益之效。

【用药效果】文献报道中药明视方具有减缓低度近视等效球镜度数进展、控制眼轴增长量及进展率、改善近视儿童调节幅度的作用。

(三) 单味中药

1. 人参

人参味甘、微苦，性微温，归脾、肺、心、肾经；具有补气固脱、健脾益肺、宁心益智、养血生津的功效。可补气明目，为补气类第一药，《神农本草经》云："味甘微寒，主补五脏，安精神，定魂魄，止惊悸，除邪气，明目开心益智，久服轻身延年。采根，竹刀刮，曝干，无令见风。人形皆具者能做儿啼。"人参具有明目之功效，多取其补气之功以明目退翳。同时具有补气明目功效的中药还有党参，《本草正义》称其"与人参不甚相远"，在临床用药中，因人参较为稀贵，现多以党参入方。

2. 远志

远志味辛、苦，性温。归心、肾、肺经。具有安神益智、祛痰、解郁之功效。治惊悸，健忘，梦遗，咳嗽多痰，痈疽疮肿，亦为安神药，可交通心肾，养心安神。《神农本草经》言其可"利九窍，益智慧，耳目聪明"。远志在许多治疗近视的名方中均有运用。

3. 枸杞子

枸杞子性平，味甘，入肝、肾经，具有滋肾、润肺、补肝、明目的功效，为补肝肾明目要药，如《本草备要》记载"枸杞，平补而润，甘平。润肺清肝，滋肾益气，生精助阳，补虚劳，强筋骨，去风明目，利大小肠"，且"专于补肾、润肺、生津、益气，为肝肾真阴不足、劳乏内热补益之要药""为益精明目之上品"。针对精血内耗，皆可导致肝肾阴虚之证，精血无以上润睛珠，目失濡养，发为近视的情况，则宜用枸杞子滋补肝肾，益精明目。

4. 当归

当归性温，味甘、辛。归肝经、心经、脾经。具有补血活血、调经止痛、润肠通便之功效，为补血明目药，可用于血虚目窍失养，内障外障。《眼科百问》关于"少年近视者"认为是"此真水完固，而心血亏虚也"。目得血而能视，神光得真血精气滋养，方可明视万物；对于心肝血虚而致近视者，治当滋养心肝，可用补血明目之当归。

5. 五味子

五味子性温，味酸、甘，归肺经、心经、肾经，具有收敛固涩、益气生津、补肾宁心之功效。如《本草备要》记载"性温，五味俱全，酸咸为多，故专收敛肺气而滋肾水，益气生津，补虚明目，强阴涩精，退热敛汗，止呕止泻，宁嗽定喘，除烦渴"，五味子具有补虚明目之功用。

第四节　针灸治疗

　　近视古称"能近怯远"。中医学认为，眼与经络的关系密切，眼及眼的周围经络分布周密，源源不断输送气血濡养于目。经络气血流畅、功能正常是目能运动、视物的保证。若经络气血阻滞，目中气血不能运行，清窍闭塞，神光不能发越则成近视。针灸作为一种刺激性小、大众易接受的方式，可以通经活络、行气活血，延缓近视的进展。研究认为，对于真性近视的患者来说，针刺可以提高视力，改善视功能，但不能控制其屈光度的进展，不能使患者的眼轴增长得到有效的控制。因此针刺可作为一种辅助治疗的手段，在配镜等屈光矫正的基础上，配合针灸等综合疗法来改善视功能，延缓其发展，以帮助患者更好更快恢复。

一、针刺

　　近视是危害青少年视功能的主要疾病之一。了解中医针刺治疗近视的原理，配以积极合理的治疗方法，对青少年儿童尤其重要。

(一) 常用治疗穴位

　　针灸治疗近视的取穴原则为循经取穴、局部取穴和辨证取穴。循经取穴是针灸选穴的重要原则之一，足太阳膀胱经为使用频率最高的经络。

局部取穴，是针灸治疗疾病的另一个重要原则。治疗近视时使用频数最多的是眼周穴位。临床辨证取穴多从肝肾论治，因此针刺治疗真性近视多使用的穴位多为睛明、攒竹、风池、太阳、承泣、四白、合谷、鱼腰、丝竹空、肝俞。

1. 睛明穴——足太阳膀胱经穴位

【定位】在面部，目内眦内上方眶内侧壁凹陷中。

【操作方法】嘱患者闭目，医者一手轻推眼球向外侧固定，另一手缓慢进针，紧靠眶缘直刺0.5~1寸。遇到阻力时，不宜强行进针，应改变进针方向或退针。不捻转，不提插（或只轻微地捻转和提插）。出针后按压针孔片刻，以防出血。

【文献记载】《针灸大成》记载，睛明穴主"目远视不明"。

【现代研究】赵世周研究发现，针刺睛明穴，可调动机体潜能，发挥肾精充润、肝血濡养、心神调节的作用，从而使眼的视力得到恢复。

2. 攒竹穴——足太阳膀胱经穴位

【定位】在面部，眉头陷中，眶上切迹处。

【操作方法】可向眉中或向眼眶内缘平刺或斜刺0.5~0.8寸，或直刺0.2~0.3寸。

【文献记载】①朱琏《新针灸学》云："主治角膜白斑，夜盲，视力减退，溢泪。"②中医研究院著《针灸学简编》云："主治一切眼病。"

【现代研究】尹勇等研究发现，攒竹穴周围具有丰富的神经血管分布，针刺该穴可刺激周围神经末梢，调整神经功能，促进受损神经的修复再生；同时明显改善眼周局部血液循环，提高神经细胞的氧利用率，促进氧代谢共达治疗眼疾之目的。

3. 风池穴——足少阳胆经穴位

【定位】在项部，枕骨之下，胸锁乳突肌与斜方肌上端之间的凹陷处。

【操作方法】针尖微向下，向鼻尖方向斜刺0.8~1.2寸；或平刺透风府穴。

【文献记载】《针灸甲乙经》曰："主治项痛，项不得回顾，目泣出，多漓，鼻衄衊，目内眦痛，气厥，耳目不明，偻引项筋挛，不收。"

4. 太阳穴——经外奇穴

【定位】在头部，眉梢与目外眦之间，向后约一横指的凹陷中。

【操作方法】直刺或斜刺0.3~0.5寸；或点刺出血。

5. 承泣穴——足阳明胃经穴位

【定位】在面部，目正视，瞳孔直下，眼球与眶下缘之间。

【操作方法】嘱患者眼向上看，轻轻固定眼球，沿眶下壁缓缓直刺0.5~1寸，不宜过深。勿大幅度捻转提插，出针后局部压迫针孔片刻，以防出血。

【文献记载】《针灸甲乙经》曰："目不明，泪出，目眩瞢，瞳子痒，远视䀮䀮，昏夜无见，目𥆧动，与项口参相引，㖞僻口不能言，刺承泣。"

6. 四白穴——足阳明胃经穴位

【定位】在面部，目正视，瞳孔直下，眶下孔凹陷处。

【操作方法】直刺或微向上斜刺0.3~0.5寸，不可深刺，以免伤及眼球，不可过度提插捻转。

【文献记载】《针灸甲乙经》曰："目痛口僻，戾目不明，四白主之。"

7. 合谷穴——手阳明大肠经穴位

【定位】在手背，第1、2掌骨间，第2掌骨桡侧的中点处。

【操作方法】直刺0.5~0.8寸。

【文献记载】①《外台秘要方》曰："衄；目痛，瞑。"②《太平圣惠方》曰："目不明，生白翳；皮肤痂疥，遍身风疹；小儿疳眼。"

8. 鱼腰穴——经外奇穴

【定位】在头部,瞳孔直上,眉毛中。

【操作方法】平刺 0.3~0.5 寸。

9. 丝竹空穴——手少阳三焦经穴位

【定位】在面部,眉梢凹陷处。

【操作方法】平刺 0.3~0.5 寸。

10. 肝俞穴——足太阳膀胱经穴位

【定位】在背部,第 9 胸椎棘突下,旁开 1.5 寸。

【操作方法】斜刺 0.5~0.8 寸。

(二) 针刺疗法

针刺疗法是以中医理论为指导,运用针刺防治疾病的一种方法。针刺疗法具有适应证广、疗效明显、操作方便、经济安全等优点,深受广大群众和患者欢迎,其治疗效果已经历数千年的验证。

中医学认为,肝之窍为目,肝肾同源,精血互生,过劳久病致肝肾亏虚,精血不足,目失所养,加之久视细微,使目筋痉急,气滞血瘀,终致近视。针刺可调节五脏六腑,改善眼部阴阳气血,疏通经络,使视功能得以恢复。

金琪等归纳的针灸防控近视的机制包括针灸调节缺氧诱导因子-1α(hypoxia - inducible factor - 1α,HIF - 1α)、脯氨酰羟化酶 2(prolyl hydroxylase 2,PHD-2)等细胞因子水平,延缓近视发展。多巴胺可抑制眼球生长,眼轴变长,进而延缓轴性增长性近视的发展,而针灸可调节体内多巴胺的水平,减缓近视加重速度。此外针刺还能通过调控蛋白酪氨酸激酶 2 蛋白、信号传导及转录激活因子 3 表达,抑制小胶质细胞活化迁移，进而减少感光细胞凋亡，以保护视功能。

治疗真性近视常用的针刺方法除了普通针刺，还有电针、耳针、揿针、梅花针、头皮针等(详见第二章第二节"针灸治疗")，临床上多种方法联合使用，可提高疗效。

二、灸法

传统医学认为人体正常生命活动有赖于气血的作用，气血不足、运行不畅就容易衰老生病。而气血有"遇温则行，遇寒则凝"的特点。《灵枢·官能》说"针所不为，灸之所宜"，《医学入门》亦说"药之不及，针之不到，必须灸之"。艾灸具有温阳补气、温经通络、消瘀散结、补中益气的作用。艾灸可以行气血、营阴阳，使人体眼部的功能得以恢复正常，并保持协调平衡，防止近视的发生。《审视瑶函》指出："夫目之有血，为养目之源，充和则有生发长养之功，而目不病。少有亏滞，目病生矣。"用眼过度，久视而伤血，血虚则眼花视蒙。针对其血虚，目系劳损、血不养目的病理机制，应用艾灸刺激眼部、耳部周围的穴位，通过经络作用达到疏解郁闭、行气活血、补益肝肾、养目增视、提高视力的目的，对防治青少年近视、保护视力有很大的帮助。

艾灸治疗真性近视与假性近视的方法大同小异(详见第二章第二节)。临床上多采用艾灸和其他疗法联合治疗近视。唐敏等用中药熏蒸联合艾灸治疗青少年轻、中度近视，发现疗效优于单用灸法治疗，且治疗有效率随近视程度的加深而下降。商晓娟等用针刺结合赵氏雷火灸治疗青少年近视，发现二者结合刺激眼周穴位及眼肌，有明显的眼肌调节反射发生。倪孝渊等采用隔物核桃灸联合头面部推拿治疗儿童轻中度单纯性近视，取得了不错的疗效。

三、穴位按摩

中医学自古形成未病先防、既病防变的"治未病"理念，近视主要发生发展于儿童青少年时期，所以该时间段是防控近视最关键有效的时期。基于近视发病的中医机理，在近视形成前期，通过中医穴位按摩的手段，有效控制延缓近视的发生。穴位按摩具有操作简单、副作用小、疗效可观等优势。中医穴位按摩可提高裸眼视力、消除眼疲劳，有效控制近视的发展，对于学习工作产生的双眼干涩等症状具有良好的缓解作用。

聂莹莹等采用系统评价方法，对中医穴位按摩治疗儿童青少年调节性和轻度近视的临床疗效进行评价，发现中医穴位按摩疗效优于睫状肌麻痹剂或纯中药等药物治疗。黎绮霞等通过穴位按摩干预青少年近视，发现其可以疏通经络、清肝明目，更有效地改善患者眼周疼痛等症状，提高眼保健操的科学性与有效性。回世洋等通过穴位按摩结合耳穴贴压得出其防治近视的疗效与患者年龄和屈光度有关的结论，认为近视程度越低效果越好，年龄越小有效率越高，提示应重视儿童青少年的近视防控，早期预防且及时控制。近视防控应该未病先防、既病防变。

第五节 红外光哺光仪

一、什么是哺光仪

哺光仪是一种近视防控仪器。它主要是模拟太阳光中对人体有益的红光,对眼睛进行光哺,改善使用者的眼底微循环,促进多巴胺的分泌,从而有效地控制眼轴的长度,进而防控近视的发生及度数增长。

二、哺光仪近视防控的由来及历史

从严格意义上来说,哺光仪这个产品其实是一件"旧物",最早是20余年前就开始应用于弱视治疗的"红光治疗仪"。它所产生的红光为一种650纳米的弱激光,对于弱视眼的治疗,在以往各项临床研究中都卓有成效。

在这个过程中专家们发现,这一类孩子的近视度数没有增加,或增加得缓慢,从而提出:这个用于治疗远视、弱视的"红光仪",或许可以作为控制近视的"哺光仪"。

2015年6月底,哺光仪产品面市,随后更多的企业、专家等联合全国众多三甲医院展开深度研究,从而拉开哺光仪650纳米红光近视防控的序幕。

2016 年哺光仪开始进入一些医院和视光中心。

2017 年有一些文献开始研究低水平红光的作用，发现 650 纳米红光可使脉络膜增厚，尤其是黄斑凹下的脉络膜增厚效果明显，这就使可测量眼轴缩短，孩子近视度可能下降，裸眼视力就可能提高。

2018 年温州医科大学瞿佳教授团队提出哺光仪能够阻断眼轴增长的机理。

2019 年、2020 年，更多的临床数据证明它的效果显著。"650 纳米红光哺光仪治疗近视"在全国眼科大会当中引起了众多行业人士的重视。

因为效果理想，临床数据越来越多，现在有更多的医院、机构和专家认可哺光仪。

2021 年，教育部等十五部门在扎实推进综合防控儿童青少年近视工作中指出，支持通过红光控制近视的临床实验。

三、哺光仪近视防控的原理

大多数近视是由于眼轴变长导致的轴性近视，通常眼轴每增长 1 毫米，近视就增加 200~300 度，近视后眼球的脉络膜会处于变薄或血液循环异常状态，巩膜胶原纤维薄弱。

2015 年 10 月，澳大利亚昆士兰理工大学在眼科权威研究杂志 *IOVS* 上发表重要科学论证：眼睛需要充足的光营养。这表明光照对儿童眼睛的成长具有重大影响。也就是说接受足够的光照量可以抑制眼轴增长，进而控制青少年近视的发展。

哺光仪可以模拟自然光中对人体有益波长（630~650 纳米）的红光，用安全功率和有效时间照射视网膜。

1.红光照射增量视网膜多巴胺分泌

多巴胺是脊椎动物视网膜的主要神经递质及神经调控物质,广泛参与视网膜光整合作用,调控眼球生长。通过红光照射,可促进视网膜分泌多巴胺,进而干预眼轴指数。这在学术上是公认的,既能防止手术带来的危险,又能安全有效地防控近视。

2.红光照射还原脉络膜血管供血量

澳大利亚昆士兰大学视光与视觉科学学院研究发现,脉络膜厚度与眼轴指数为负相关关系。而近视患者普遍存在脉络膜变薄现象,近视度数越高,该现象越常见、越明显。红光照射可还原脉络膜血管供血量,从而使脉络膜变薄现象得以改观。也就是说,红光照射能够通过影响脉络膜厚度来干预眼轴指数。

四、哺光仪的适用范围

重复低强度红光照射需要遵医嘱使用。根据现有红光照射设备获批的医疗器械注册证的说明,低强度红光照射的适用范围为3~16岁近视相关儿童青少年,尤其适用于近视度数快速进展(≥0.75 D/年)并且对其他防控方案不敏感者。

3~6岁低龄儿童应该在医师的指导下谨慎使用,对于没有近视的儿童不宜作为常规防控仪器。

五、重复低强度红光眼部照射禁忌证

用哺光仪重复低强度红光进行眼部照射,并非所有人都适合。有光过敏史、黄斑疾病、中重度干眼症、角膜疾病、白内障、玻璃体视网膜疾病、感染性结膜炎、视神经受损、先天性视神经发育异常等或其他眼部问题的人禁用重复低强度红光照射，以免造成严重的眼组织损害、炎症加重或复发，诱发严重的不良反应。

除此之外，有自身免疫疾病(如红斑狼疮、皮肌炎、干燥综合征等)或者全身性疾病(如高血压、白化病等)以及一些其他疾病(如既往惊厥病史、抽动症、中枢神经系统发育不完善、癫痫等)的儿童以及正在使用低浓度阿托品进行近视控制或应用睫状肌麻痹剂进行验光检查的儿童都不宜使用哺光仪。

六、哺光仪的那些事儿

1. 用了哺光仪有眼轴缩短效果，之后不用了会反弹吗？

眼睛是人体唯一的光学器官，需要光的营养，哺光仪提供了眼睛最需要的650纳米红光，孩子的眼睛使用哺光仪，就像每天喝水吃饭一样，在孩子的成长过程中需要长期坚持。只要孩子学习生活的环境没有改变，在孩子的成长过程中，脉络膜就会慢慢变薄，恢复到治疗前的水平，不会出现所谓的反弹。所以，要保护好孩子的眼睛，我们就需要坚持使用哺光仪，等到孩子眼轴定型后才停用。

2. 什么样的哺光仪对孩子的眼底无害？

选择的哺光仪要有国家权威机构认证，入眼功率最安全的是Ⅰ类激光。为什么最好的是Ⅰ类激光呢？美国FDA标准将激光设备分为六个等级，其中第Ⅰ类激光没有任何生物性危害。

3. 佩戴 OK 镜能用哺光仪吗？

可以用。哺光仪是 OK 镜的有益补充，因为二者治疗靶点不同，互不冲突，联合防控效果更好！

4. 孩子只有散光可以用吗？

散光不在哺光仪的治疗范围内，但散光会加速近视发展，使用哺光仪可以抑制眼轴和屈光度的病态发展，因此可以抵抗散光对加速近视发展的副作用。

5. 哪些人可以使用哺光仪？

通俗来讲，近视人群，尤其是儿童青少年近视人群。

6. 哺光仪多久用一次，用多久有效？

哺光仪一天使用 2 次，每次间隔时间 4~5 小时，每次使用 3 分钟！需要坚持使用才有效，一般 3 个月才有效！毕竟在保证安全光源的情况下，不是短时间内就能让效果很明显！

7. 如何正确使用仪器？

使用前需要先调整瞳距，直到双眼看到一个点且光线明亮。使用结束后闭眼休息 2~3 分钟，直到后像消失（有些孩子会出现后像时间比较长的情况）。刚开始使用时，孩子可能会觉得光线较强，有刺眼的感觉；有的孩子在一周内会出现流泪、眼睛胀痛的情况，这些都是正常的反应。

8. 需要家人陪伴监督吗？

很多用哺光仪的用户年龄比较小，动作不一定能做到规范，且缺乏一定的自控能力，所以每次使用的时候，家长一定要在旁边监督，每个月使用率不得低于 90%，同时尽量保持每天 2 小时的户外运动时间。

9. 需要定期进行复查吗?

复查真的很重要! 儿童的近视防控是个漫长的过程, 考验的不仅是孩子, 还有家长! 一定要定期进行复查(开始的第一个月记得去复查一次, 后续效果稳定后, 一般 3 个月复查 1 次就行; 使用的过程中有任何问题多与医生和专业视光人士沟通), 了解每个阶段近视防控的成果。

10. 使用哺光仪前有什么要求吗?

有! 使用哺光仪一定要严格规范, 中华眼科学会眼底病学组曾发布共识: 在使用哺光仪前, 要对孩子进行全面的眼科乃至全身评估, 并要求接受哺光仪治疗的儿童定期复查, 以监测疗效和安全性。

11. 哺光仪是近视防控的万能药吗?

很多家长认为使用哺光仪就万事大吉了, 这是一个错误的认知。眼睛近视与眼轴长度、角膜曲率、眼睛的调节能力、眼部营养都有关系, 虽说眼轴长度是眼睛近视最主要的一个原因, 但是也不能忽略其他影响近视的因素。所以, 平时多进行户外运动, 少看电子产品, 读书写字端正, 饮食注意不吃甜食和碳酸饮料, 补充钙、叶黄素, 提高孩子体质, 调理脾胃, 锻炼孩子眼部调节能力等等, 还是很有必要的。

12. 后像怎么算正常?

一般来说后像在 6 分钟以内消退是比较健康的, 但有的孩子后像迟迟不退, 这就说明他的光吸收能力可能不太好, 这种情况可能效果不太好, 医生可能会建议停用。

13. 单眼效果不佳是怎么回事?

有的孩子做完哺光仪 3 个月后来复查, 发现一只眼退了 0.1 毫米的眼轴, 另一只眼却长了 0.1 毫米的眼轴, 单眼效果不佳。这种情况其实挺多的。要考虑如下几个因素。

（1）近视的进攻性因素大于防御，意思就是近视发展速度快，即便加上了哺光仪增厚的防御还是扛不住进攻。

（2）由两只眼睛的负荷不一样造成的，比如孩子歪头写字，躺在床上看书、看手机等。

（3）孩子可能有斜视，这样他就很难对正瞳孔。

第六节　手术矫正

视力稳定后可行近视手术治疗，手术治疗的目的是脱镜，但并不会改变眼部的结构，近视所带来的眼轴增长也不会变短。目前临床常见的手术方式分为角膜屈光手术和有晶体人工晶状体植入术（ICL）两种。这两类手术各有优势。角膜屈光手术有 SMART 全激光手术、全飞秒、半飞秒等。在角膜厚度足够、度数等其他条件也满足的情况下，可首选角膜屈光手术。其中半飞秒更适合矫正度数范围大的患者，但干眼患者应慎选；推荐 900 度以下近视、角膜厚度足够的患者选择全飞秒手术，喜爱运动人群或军人等特殊职业也可优先考虑。中低度近视患者，角膜厚度不足以做半飞秒和全飞秒者，或对术后角膜厚度要求高者可优先考虑 SMART 全激光手术。

1. 手术方式的选择

关于近视激光手术与 ICL 手术如何选择，目前尚无定论，一般可根据以下几方面情况选择。

（1）角膜情况：角膜厚度正常和角膜曲率正常，可考虑近视激光手术；角膜厚度和角膜曲率异常，则建议选择 ICL 手术。

（2）近视度数：低度近视（低于 3.0 D）首选表层（全激光）手术，中高度近视（3.0~10.0 D）首选板层激光手术（全飞秒或半飞秒），超高度近视

(10.0 D 以上)或角膜条件差不适合切削者首选 ICL 手术。

(3)运动量：平时运动量大，可选择全激光的表层手术；从事文职、运动量小的患者，可选择全飞秒或半飞秒。

(4)年龄：若眼睛条件允许，通常 18~55 岁都可选择激光手术。

(5)特殊情况：孕期和哺乳早期不可进行任何手术。

2.手术并发症

近视手术是一种成熟的手术，但所有手术都有风险，不同个体、不同的手术方式可能出现的并发症也不相同。

(1)准分子激光手术常见术后并发症：①角膜扩张；②角膜感染；③干眼症；④术后对比敏感度下降以及眩光；⑤屈光回退；⑥角膜瓣移位和游离瓣；⑦高眼压症；⑧角膜层间异物；⑨其他。

(2)飞秒激光手术常见术后并发症：①干眼症；②暂时性光敏感综合征；③弥漫性板层角膜炎；④角膜内皮下雾状混浊；⑤角膜瓣移位；⑥角膜透镜移位、丢失及角膜透镜材料相关并发症；⑦角膜瓣回缩；⑧结膜下出血；⑨其他。

(3)眼内晶体植入术术后并发症：①继发性白内障；②角膜内皮细胞丢失；③眩光、光晕；④瞳孔阻滞性青光眼；⑤眼压升高；⑥视网膜脱离；⑦其他。

角膜屈光手术的原理是在角膜上制造了凹透镜，虽然术后不需要戴眼镜也能看清楚，但近视并没有被治愈，其病理过程也未发生改变。术后如不合理用眼，有可能出现近视加深的情况。因此，角膜屈光术后仍应注意保护眼睛、不过度用眼。

一、全飞秒

(一) 什么是全飞秒

全飞秒即全飞秒手术,也叫飞秒激光小切口透镜取出术(small incision lenticule extraction, SMILE),就是全部用飞秒激光做的手术。这种手术利用了飞秒激光的无损穿透性,在角膜内部预定部位精准进行 3D 立体扫描,然后在角膜边缘用激光切开 2 毫米弧度的侧切口,取出这个透镜。整个过程不像以往的半飞秒手术掀开角膜瓣,实现了真正意义上的无瓣、微创(图 29、图 30)。

(二) VisuMax 3.0 激光机治疗近视、散光的原理

(1) VisuMax 3.0 激光机特性:通过高压红宝石受激产生紫外激光(波长 1040 纳米),通常叫作飞秒激光,属于冷激光,无热效应。

(2) VisuMax 3.0 激光机功能:通过激光在组织层间爆破,形成组织离断,与准分子不同处在于不切削组织。

(3) VisuMax 3.0 激光机治疗近视散光原理:先把人的近视、散光度数输入电脑,再通过 VisuMax 3.0 激光机在人眼角膜上按照输入度数进行精准切削出一定度数的透镜后,医生通过手术分离出透镜,并取出此透镜,这样就可以达到消除近视散光的目的。全飞秒治疗近视的手术原理是通过改变光线的走向使得入眼的光线最后落到视网膜上。

(三) 全飞秒手术的适宜人群

(1) 年龄:一般是 18 岁以上、55 岁以下,近视度数稳定(一年近视度

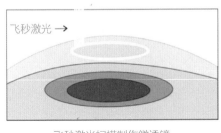
飞秒激光扫描制作微透镜

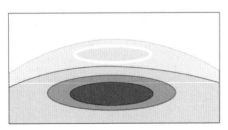
制作微透镜

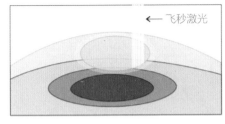
飞秒激光制作微切口

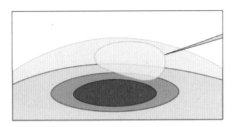
取出微透镜

图29 全飞秒手术步骤

数变化在-0.50 D以内)的近视患者,对于一些特殊年龄如17岁的近视患者,如有摘镜需求,且两年内度数稳定在0.50 D以内者,也可进行手术。

(2)近视范围:综合屈光度-10.00 D以下,散光<6.00 D。

(3)角膜状态要好,对佩戴角膜接触镜者,软镜应停戴3天以上,硬镜停戴2周以上,OK镜停戴1个月以上,依视角膜形态、厚度及角膜上皮恢复情况而定。角膜的厚度也一样有要求,需要不低于460微米。

(4)没有眼部疾病及全身性疾病:眼部健康是实施近视手术的关键,做近视手术需要近视者无活动性眼病,如干眼症、突眼症及睑闭不全、青光眼、单眼患者、眼睛有炎症、弱视、白内障、眼底病变等。另外,没有全身手术限制性疾病,如自身免疫性疾病、糖尿病等。

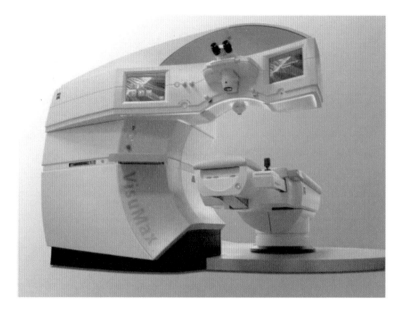

图30 全飞秒手术机器

(5)无其他眼部疾病或全身疾病。

(四)全飞秒手术的不适宜人群

(1)患者本人没有摘镜要求。

(2)对视力要求极高,又对手术顾虑极大者。

(3)近视度数不稳定者,近视度数逐渐加深者,特别是1年内加深100度以上者。

(4)眼部参数不符合手术要求者,如角膜太薄,度数太高者。角膜地形图显示疑似圆锥角膜或明确诊断为圆锥角膜者。

(5)眼部有活动性炎性病变者,如急性结膜炎、角膜炎等。

(6)眼部有影响视功能的前后段病变者,如角膜斑翳、角膜白斑、白内障、青光眼、视网膜疾病等。

（7）全身有影响眼部伤口愈合的疾病者，如系统性红斑狼疮、瘢痕体质者。

（8）患者职业对手术有限制者。

（五）全飞秒手术的注意事项

1. 术前检查

详尽、系统的眼部术前检查非常重要。详细的术前检查可以帮医生准确地了解患者的眼球状况，设计适合个人的手术方案，为良好的术后效果奠定基础；检查还能发现近视患者是否真正适合做激光手术。

全飞秒手术术前主要有哪些检查呢？

（1）视力与验光：对于屈光手术而言，屈光度决定了激光切削量，这是至关重要的。视力检测包括裸眼视力、戴镜视力、远近视力等。验光包括电脑验光、主觉验光、散瞳验光等。

（2）角膜地形图：角膜地形图检查可了解角膜曲率变化，筛查圆锥角膜及亚临床圆锥角膜。

（3）角膜厚度：角膜厚度不仅是判断角膜屈光手术是否可行的重要指标，而且与屈光度共同决定手术术式与手术预期疗效。

（4）裂隙灯检查：检查了解眼睑、角膜、结膜、虹膜、晶状体、视网膜以及房水的情况，观察泪膜破裂时间。如严重的睑缘炎、干眼症需经过治疗改善后再行屈光手术。

（5）瞳孔直径测量：暗视条件下瞳孔直径的测量对于手术方式的选择有重要影响。

（6）测量眼压：眼压测量可用于判断是否有手术禁忌证，如青光眼。此外，屈光术后需使用激素滴眼液，术前基础眼压是判断激素性高眼压的主要参考指标。

(7)眼底检查：通过眼底检查可了解视盘(杯盘比)、黄斑(是否变性)与周边视网膜(是否裂孔、变性和脱离)情况。

2. 术前检查注意事项

佩戴角膜接触镜者，因长期佩戴接触镜会导致角膜形态及结构改变，所以要停戴一定时间后检查出来的结果才会准确。术前遵医嘱滴用眼药水。

3. 术后感受

术后可能会有轻度的异物感，好像小沙子在眼睛里面，可能还会伴有流泪、怕光、眼酸等感觉，持续数小时后逐渐好转。把眼睛轻轻地闭上休息，不适症状就会减轻或消失。

4. 术后注意事项

(1)术后需要用透明眼罩盖一天，第二天摘眼罩。

(2)术后要定期随访复查，避免异物掉入眼内，避免用手揉搓眼睛。

(3)术后一周内洗浴、洗头，应避免脏水进入术眼，一个月内严禁眼部化妆。

(4)术后6个月内不宜深水游泳。

(六) 患者关心的问题

1. 术后会反弹吗?

手术是通过降低角膜弯曲度来达到消除近视度数的目的。它是永久的，术后角膜弯曲度不会改变，所以近视激光手术不会反弹。但不合理用眼有可能导致度数加深，这样也会使术后视力下降。

2. 术后多久复查?

一般术后复查的时间点为1天、1周、1个月、3个月、半年、1年,特殊情况(如眼痛、视力下降等)应立即复查。

二、半飞秒

(一)什么是半飞秒

半飞秒即半飞秒手术,是先通过飞秒机器进行角膜瓣的制作,再掀开角膜瓣在角膜基质层用准分子激光机器进行切削,改变角膜屈光度,从而消除近视度数、远视度数及散光度数(图31)。

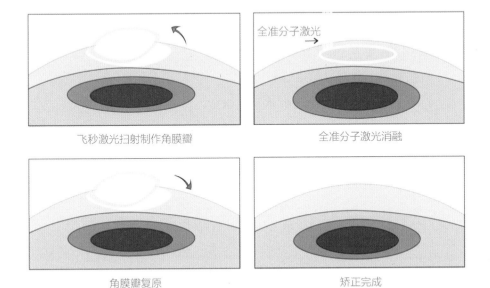

图31　半飞秒手术步骤

(二) 准分子激光特性及治疗原理

准分子激光特性：准分子激光手术应用的是波长 193 纳米的氟化氩准分子激光，具有光子能量大、穿透深度浅、无明显热效应、不损伤周围组织的特点。

准分子激光治疗近视的原理：当角膜受到准分子激光照射时，其表面组织分子键被打断，并分离成小片段汽化分解。当角膜中央被削薄时，可以得到佩戴凹透镜的效果，也就是起到治疗近视作用；当周边被削薄时，可形成佩戴凸透镜的效果，也就是起到治疗远视作用。

(三) 半飞秒手术的适宜人群

(1) 年龄：与全飞秒一致。

(2) 近视范围：综合屈光度-12.00 D 以下，散光<6.00 D。远视范围：+6.00 D 以下，散光 6.00 D 以下。

(3) 角膜状态良好：与全飞秒一致。

(4) 没有眼部疾病及全身性疾病：与全飞秒一致。

(四) 半飞秒与全飞秒的区别

见表 1、图 32。

表 1   全飞秒与半飞秒的区别

项目	全飞秒	半飞秒
使用的设备	整个过程由一台飞秒激光仪完成	飞秒激光仪角膜板层刀联合准分子激光仪完成

续表 1

项目	全飞秒	半飞秒
矫正原理	飞秒激光扫描一个基质透镜分离并取出透镜	飞秒激光或板层刀制作角膜瓣瓣下激光切削
角膜完整性	微创角膜完整，无角膜瓣风险	有角膜瓣
精确性	更为精确	较精确
安全性	较安全	较安全
舒适性	非常舒适	较舒适
治疗屈光度范围	近视-10.00 D 以下，散光-6.00 D 以下	近视-12.00 D 以下，散光-6.00 D 以下

全飞秒
4毫米长的切口
微创性手术

半飞秒
有角膜瓣
切口长度达20毫米

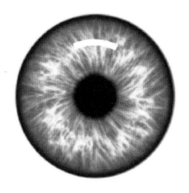
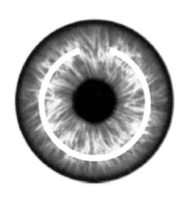

图 32　全飞秒与半飞秒的切口对比

三、SMART 全激光手术

SMART 全激光手术是一种 TransPRK 与智能脉冲有机结合的技术，是表层手术的再一次创新。

(一) 什么是 TransPRK

1. 定义

Transepithelial PRK，简称 TransPRK，即经角膜上皮的准分子激光角膜表层切削术。

2. 手术设计原理

一步完成：对角膜上皮的切削和矫正屈光不正的切削连续进行；无接触、无须制瓣、无切口、无痕。角膜上皮切削量依据中央 55 微米、周边 65 微米渐变设计。

(二) 什么是智能脉冲技术

智能脉冲技术 (smart pulse technology，SPT)，是利用富勒烯 (足球烯) 模型构建角膜表面立体形态来设计激光脉冲发射位置，使激光脉冲在角膜表面的发射位置间距一致，实现最佳的激光光斑重叠效果，从而使角膜基质层的切削面更加平滑 (图 33)。

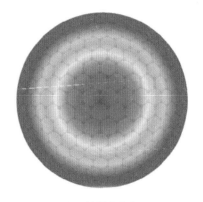

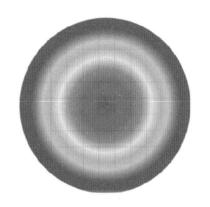

SPT的激光分布

普通的激光分布

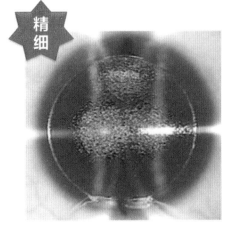

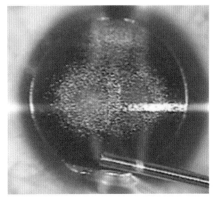

应用SPT智能脉冲技术
术后基质床表面

未应用SPT智能脉冲技术
术后基质床表面

图 33 SPT 与普通技术的激光分布对比

(三) SMART 全激光手术的适宜人群

(1)适用范围：球镜小于-8 D，柱镜小于-5 D。

(2)尤其适用于运动爱好者、军人、飞行员等，或角膜薄者，或眼底有病变者，或睑裂小、眼眶形态不宜放置负压环者。

（3）以改善视觉质量为目标的二次增效手术。

（4）放射状角膜切开术后、全飞秒术后及半飞秒后不宜掀瓣者。

（四）SMART 全激光手术的优势

1. 无接触

全自动化切削，无须手动器械操作，治疗转瞬完成。

2. 无切口

阿玛仕准分子全自动切削，上皮完整愈合后，无任何切口。

3. 无瓣

无须制作角膜瓣，完美避免角膜瓣相关并发症、安全无忧。

4. 无痕

术后角膜上皮完全愈合，没有切口，不留任何痕迹。

5. 无负压

更好的术中舒适度，患者更易配合，更好地维持眼内结构，避免负压失吸等术中并发症（角膜屈光手术80%的风险来自负压）。

6. 个性化设计

联合波前像差个性化治疗，获得更好的术后视觉质量，并能为多种角膜屈光手术保驾护航。

（五）SMART 术前注意事项

（1）有戴接触镜者因长期佩戴接触镜，会导致角膜形态及结构改变，所以要停戴一定时间后检查出来的结果才会准确。

（2）有干眼症状者酌情使用人工泪液 1~2 周。

（3）新型非甾体抗炎药如双氯芬酸钠眼药水滴眼，术前 30 分钟、15 分钟及 5 分钟各滴一次以减轻疼痛反应。

（4）术前 1 周开始口服维生素 C 及 B 族维生素。

（六）SMART 术后注意事项

（1）戴绷带式接触镜数日（3~5 天）直至角膜上皮完整恢复，具体遵医嘱。

（2）抗菌药滴眼液连续滴眼 7 天。

（3）术后即刻开始滴糖皮质激素，次日起每日 4 次，持续 7~10 天，逐渐减量，连续使用 3 个月。

（4）人工泪液滴眼数月。

（5）术后口服维生素 C 及 B 族维生素 1 个月。

四、ICL

（一）什么是 ICL

有晶体眼人工晶状体植入术（implantable collamer lens，ICL）是将一片很薄的人工晶状体植入到透明晶状体的前面、虹膜后方的瞳孔区（后房型），以矫正中度至高度的近视或远视，并保留术眼的调节功能（图 34）。该手术用于矫正近视、散光等屈光不正，无须去除或破坏角膜组织，植入屈光晶体就有优良的有效性和安全性。ICL 是角膜屈光手术的补充。自 2001 年以来，该手术在国内一些三甲医院开展，在发展过程中，晶体材料不断创新、不断改进，目前手术已比较成熟，因手术时间短、术后视力恢复快、术后视觉质量佳等特点已越来越受超高度近视患者青睐。

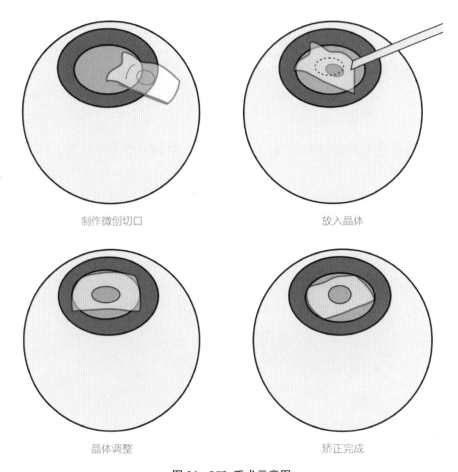

制作微创切口　　　　　　　　放入晶体

晶体调整　　　　　　　　　　矫正完成

图 34　ICL 手术示意图

　　ICL 手术为超高近视患者、角膜太薄的近视患者提供更精确、更安全、更舒适、术后恢复更快的屈光手术，塑造更佳的视觉体验；让更多的无法行角膜激光手术的近视患者能够轻松摘镜，解除戴镜痛苦；让患者获得比戴眼镜更好的视觉体验，追求全天候清晰、舒适和持久的视觉体验，即不仅"看得见"，更"看得好"。

（二）ICL 手术适宜人群

（1）患者本人有通过有 ICL 手术改善屈光状态的愿望，心理健康，对手术疗效具有合理的期望。

（2）年龄在 18 岁以上的近视、散光患者；术前在充分理解的基础上，患者本人及其家属须共同签署知情同意书。

（3）屈光度数：相对稳定（连续 2 年每年屈光度数变化≤0.50 D），范围为球镜度数-4.00 D 以上，-20.0 D 以下；散光度数≤6.00 D。

（4）角膜：透明无明显云翳和斑翳；角膜地形图检查形态正常；无圆锥角膜倾向。

（5）前房：深度正常，ACD≥2.8 毫米，房角开放，无青光眼病史。

（6）无其他眼部（或）疾病，无影响手术恢复的全身器质性病变。

（7）无角膜屈光术史。

（三）ICL 手术不适宜人群

（1）严重角膜疾病或眼科疾病，如圆锥角膜、细菌性角膜炎、真菌性角膜炎、病毒性角膜炎、角膜变性、青光眼、白内障、视网膜脱离等为绝对禁忌证。

（2）患有全身疾病如糖尿病、系统性红斑狼疮、瘢痕体质、精神疾病者禁做。

（3）年龄 18 岁以下，度数不够稳定、每年增加-1.00 D 为相对禁忌证。

（4）小眼球、眼轴长度较短、前房深度低于 2.7 毫米为相对禁忌证。

(四) ICL 手术的优势

(1) 更好的夜间视力和对比敏感度。

(2) 不切除任何角膜组织。

(3) 视觉质量高, 出色的夜间视力, 不会引起干眼症。

(4) Collamer 材料制成, 超高生物相容性。

(5) 提供紫外线保护, 临床报道中患者满意度高达 99%。

(五) 手术流程及相关注意事项

(1) 术前停戴角膜接触镜一定时间。

(2) 术前眼部详细检查, 根据相关数据定制 ICL 镜片。

(3) 术前三天用抗生素眼药水滴眼。

(4) 术前一天洗头洗澡, 卸掉假睫毛。

(5) 手术当天勿化妆, 尤其不能涂睫毛膏、戴假睫毛。

(六) 患者关心的问题

ICL 术后视力与视觉质量会变差吗?

ICL 手术是通过微小切口将晶体放置于眼屈光系统中的后房间隙, 并固定于睫状沟内, 完整保留了眼部的生理结构和调节功能。但由于放入的人工晶体与晶体前囊膜直接接触, 可能会引起并发性白内障, 导致视力的下降。如果没有白内障, 一般来说视力是不会下降的。

ICL 术后可因人工晶体型号、大小不合适等而发生移位, 尤其合并有散光时, 会造成视力下降, 此时需要手术调整人工晶体位置或者更换人工晶体。

参考文献

［1］WILDSOET C F, CHIA A, CHO P, et al. IMI-interventions for controlling myopia onset and progression report［J］. Investigative ophthalmology and visual science, 2019, 60 (3): M106-M131.

［2］PINELES S L, KRAKER R T, VANDER VEEN D K, et al. Atropine for the prevention of myopia progression in children: A report by the American Academy of Ophthalmology ［J］. Ophthalmology, 2017, 124(12): 1857-1866.

［3］YAM J C, JIANG Y, TANG S M, et al. Low-concentration atropine for myopia progression (LAMP) study: A randomized, double-blinded, placebo-controlled trial of 0. 05%, 0. 025%, and 0. 01% atropine eye drops in myopia control［J］. Ophthalmology, 2019, 126(1): 113-124.

［4］韩雯婷, 荣翱, 徐蔚. 消旋山莨菪碱联合阿托品滴眼液预防青少年近视疗效分析 ［J］. 中华医学杂志, 2019, 99(24): 1859-1863.

［5］DONG F, ZHI Z, PAN M, et al. Inhibition of experimental myopia by a dopamine agonist: Different effectiveness between form deprivation and hyperopic defocus in guinea pigs ［J］. Molecular vision, 2011, 17: 2824.

［6］CUI D, TRIER K, ZENG J, et al. Effects of 7-methylxanthine on the sclera in form deprivation myopia in guinea pigs［J］. Acta Ophthalmologica, 2011, 89(4): 328-334.

［7］LEUNG K H, LUO S, KWARTENG R, et al. The myopia susceptibility locus vasoactive intestinal peptide receptor 2 (VIPR2) contains variants with opposite effects［J］. Scientific Reports, 2019, 9(1): 18165.

［8］CUI D, TRIER K, ZENG J, et al. Adenosine receptor protein changes in guinea pigs with form deprivation myopia［J］. Acta Ophthalmologica, 2010, 88(7): 759-765.

［9］FUJIKADO T, TSUJIKAWA K, TAMURA M, et al. Effect of a nitric oxide synthase inhibitor on lens-induced myopia［J］. Ophthalmic Research, 2001, 33(2): 75-79.

［10］CARR B J, STELL W K. Nitric oxide (NO) mediates the inhibition of form-deprivation myopia by atropine in chicks［J］. Scientific Reports, 2016, 6(1): 9.

［11］蔡晓静, 朱煌, 冯彦青. 葛根素滴眼液对青少年近视眼的作用[J]. 中国中医眼科杂志, 2013, 23(5): 340-343.

[12]廉丽华，滕月，陈伟豪，等.定志丸用于防控近视的思路探讨[J].广州中医药大学学报，2023，40（1）：234-238.

[13]李锦.驻景丸加减治疗青少年近视220例分析[J].中国误诊学杂志，2008，8（24）：5932.

[14]黄鑫玲，喻京生，丁一帆，等.浅析《审视瑶函》论治近视[J].浙江中医杂志，2021，56（9）：660-661.

[15]聂莹莹，张逊朗，唐雯，等.中医穴位按摩干预儿童青少年调节性和轻度近视的meta分析[J].中医眼耳鼻喉杂志，2021，11（3）：129-133.

[16]王健全.明视方防治儿童青少年低度近视进展的疗效评价及药效物质基础研究[D].北京：中国中医科学院，2023.

[17]罗晓燕，徐朝阳.中药治疗近视的理法方药初探[J].中国中医眼科杂志，2019，29（5）：384-387.

[18]吴普等.神农本草经[M].北京：科学技术文献出版社，1996.

[19]缪希雍.神农本草经疏[M].郑金生，校注.北京：中医古籍出版社，2002.

[20]王子固.眼科百问[M].卢丙辰，校注.郑州：河南科学技术出版社，2014.

[21]汪昂.本草备要[M].陈赘育，点校.沈阳：辽宁科学技术出版社，1997.

[22]吕佳.针刺防治青少年近视的临床观察研究[D].广州：广州中医药大学，2015.

[23]赵世周.睛明技法治疗近视眼临床观察与分析[J].按摩与导引，1995（5）：29-31.

[24]尹勇，欧阳应颐，张锡芳.攒竹穴在眼病中的临床运用[J].中西医结合眼科杂志，1998（3）：52-53.

[25]回世洋，张焱.耳穴贴压配合穴位按摩治疗青少年轻、中度及假性近视150例疗效观察[J].中国中西医结合儿科学，2009，1（3）：253-255.

[26]黎绮霞，郑才.穴位按摩操及眼保健操防治青少年近视眼的效果比较[J].中国实用医药，2020，15（5）：168-169.

[27]金琪，郝晓凤，谢立科，等.针灸防治近视的现状与机制探讨[J].中华中医药杂志，2022，37（10）：5874-5876.

[28]唐敏，岳丽菁，王霜玲，等.中药熏蒸联合艾灸治疗近视的临床研究[J].中国中医眼科杂志，2013，23（3）：207-209.

[29]倪孝渊，陈力为，唐佳瑶，等.隔物核桃灸联合头面部推拿治疗儿童轻中度单纯性近视39例[J].中国针灸，2023，43（11）：1266-1268.

[30]商晓娟.针刺结合赵氏雷火灸治疗青少年近视277例[J].中国针灸，2006，26（7）：535-536.

附　录

附录一　《中医药防控儿童青少年近视指南(学生与家长版)》

近年来，我国儿童青少年近视率不断升高，近视低龄化、重度化日益严重。2017 年，WHO 一项研究报告指出，中国近视患者多达 6 亿，几乎占到我国总人口数量的 50%，其中小学生近视患病率接近 40%，高中生和大学生超过 70%，青少年近视患病率居世界前列，且逐年增加。国家卫生健康委员会 2018 年统计数据显示，中国儿童青少年近视率已达到 53.6%，其中 6 岁儿童近视率 14.5%，这一系列数字，反映出我国儿童青少年群体的视力问题不容忽视。

党中央、国务院高度重视儿童青少年近视问题，习近平总书记也连续作出重要指示批示精神，要求始终推进政府、学校、家庭、社会落实近视防控"四方责任"，毫不松懈，务实真抓，务求实效。为贯彻落实习近平总书记重要指示批示精神，有针对性地将眼科专业知识转换成科普知识和技能加以传播，进一步推动全社会行动起来，切实加强儿童青少年近视防控工作，编写本指南。本指南由中华中医药学会批准立项，经过广泛的调查研究，目前防控近视的方法有多种，各有优点但也存在弊端。中医药在近视防控领域具有不可替代的优势。在"治未病"思想指导下，采用中医药特色诊疗技术对近视不同阶段进行干预，如耳穴压丸、针刺、灸法、按摩、中药、食疗等，能够起到预防近视的发生、控制近视的发展、预防和治疗病理性近视引起的并发症等作用。本指南结合国内情况和临床实践，参考国家卫生健康委员会《近视防治指南》《儿童青少年近视防控适宜技术指南》，以及《近视管理白皮书》等相关的近视指南、共识及大量文献编制而成。

本指南旨在为儿童青少年和家长提供近视健康教育相关知识，以提高对儿童青少年近视的重视及认知程度，了解近视发生的相关危险因素，及早预防，形成健康的学习、生活习惯，掌握简便有效的中医预防保健措施，从而减少近视的发生。

一、范围

本指南给出了中医对近视的认识、近视的危害、防控要点、防控手段及防控误区等。本指南适用于 18 岁以下儿童青少年近视防控。适合儿童青少年及其家长或监护人使用。

注：本指南不能替代专业医师建议，在视力发生波动、有其他症状或合并其他临床事件等情况时，建议及时就医。

二、近视术语和定义

近视是指眼睛在调节放松状态下，来自 5 米以外的平行光线经眼球屈光系统后聚焦在视网膜之前的病理状态。

注：近视是远处物体经眼球折射后聚焦于视网膜前，而不是在视网膜上形成清晰的物像。近视的主要表现为持续看远处物体模糊不清，近处物体正常。还可能有眼胀、眼痛、头痛等症状，更严重者会出现斜视、眼底改变、眼轴增长所致的眼突等。此外，在近视早期，常会出现眯眼、歪头、斜眼视物、揉眼和视疲劳等症状。

（一）假性近视（pseudomyopia）

假性近视，又称调节性近视，眼球调节功能的异常，只要及时纠正不良的用眼习惯，再配合适当的治疗方法，一般可恢复视力。

注：假性近视与真性近视不同。假性近视若治疗不及时，则有可能发展成真性近视。因此，假性近视要早期、积极进行干预。

（二）远视储备量（hyperopia reserve）

婴儿时期的远视状态，是生理性远视。

注：随着生长发育，眼球逐渐增大，眼屈光度数逐渐由远视趋向于正视。远视储备量参考值为：3岁以前，可有300度远视储备量；4~5岁，可有150~200度的远视储备量；6~7岁，可有100~150度的远视储备量。

三、近视防控的基本知识

（一）眼球的生长发育

正常成年人眼轴（眼球前后径）平均为24毫米，出生婴儿眼轴平均为17毫米，眼球较小，视力处于远视状态，随着年龄增长，眼球逐渐发育，远视度数逐渐缩小，渐趋向于正视。0~3岁是眼球的快速发育期，3岁以后是缓慢增长期。15~16岁时，眼球基本发育到成年人大小，之后增长甚微。

（二）儿童视力正常范围

学龄前儿童正常视力参考值为：4岁儿童单眼裸眼视力一般为4.8（0.6）以上，5岁及以上儿童单眼裸眼视力一般为4.9（0.8）以上。

（三）近视易感人群

近视受遗传、环境、饮食营养、体质及行为心理等多因素综合影响，因此，父母为高度近视者，其子女发生近视的可能性更大。另外，用眼过度、过食甜食，以及中医气虚、阴虚、阳虚等偏颇体质均有不同程度增加近视的风险。

(四)近视分类

根据近视的屈光度(度数)，近视可分为低、中、高三个不同程度。

低度近视：-3.00 D≤SE<-0.50 D(近视度数>50度，≤300度)。

中度近视：-6.00 D≤SE<-3.00 D(近视度数>300度，≤600度)。

高度近视：SE<-6.00 D(近视600度以上)。

注：SE，等效球镜。

(五)中医对近视的认识

中医认为近视属于"能近怯远症"。病因为先天禀赋不足和后天发育不良。遗传因素以及早产儿、低体重儿都属于先天禀赋不足；饮食、生活习惯以及过度用眼等属于导致近视发生的后天影响因素。病机认为久视伤血，血伤气损，气血不能濡养，导致近视发生、发展。根据人体生理生长特点，中医适宜技术对儿童青少年近视防、控、治疗效显著，优势明显。

四、近视的危害

(一)概述

近年来，我国儿童青少年近视率不断升高，近视正严重危害着我国儿童青少年眼部健康。目前我国儿童青少年近视总体发病形势严峻，近视普遍化、低龄化、重度化日益严重，已成为影响儿童青少年生长发育和国民健康的重大公共卫生问题之一。尤其病理性近视有致盲的风险。

（二）近视普遍化

2018 年统计数据显示，中国儿童青少年近视率已达到 53.6%。近视容易造成视力下降、眼睛干涩疲劳、注意力不集中、头晕等，影响儿童青少年正常学习和生活，也对大学专业选择、就业选择等带来诸多限制。

（三）高度近视低龄化

高度近视低龄化增加了单纯性近视向病理性近视转化的风险。因此，18 岁之前将屈光度数控制在-6.00 D 以内，眼轴长度控制在 26.5 毫米以内，对有效防止单纯性近视向病理性近视转变具有重要意义。此外，高度近视和青光眼的发生有一定相关性，需对高度近视的儿童青少年进行青光眼筛查。

（四）病理性近视有致盲的风险

病理性近视有致盲的风险是近视最主要的危害，也是进行儿童青少年近视防控的重要目的。病理性近视可引起眼部结构的变化，近视眼眼轴增长，可导致近视弧形斑、漆裂纹、脉络膜新生血管、黄斑脉络膜萎缩、视网膜脱离、后巩膜葡萄肿等，严重的可导致失明。

五、近视的预防

近视的发病年龄越小，近视进展率越高，发展到威胁视力的近视程度的可能性越大，因此应尽早积极进行干预控制。0~6 岁是孩子视觉发育的关键期，6 岁左右儿童近视的发病率急剧增加，家长应当重视孩子的早期视力保护，尤其有遗传背景的儿童近视预防更应提前重视。4 岁儿童视力检查已纳入国家基本公共卫生服务规范(第三版)，推荐每年至少 2 次进行视力检查及屈光度测量，若发现裸眼视力或矫正视力低于该年龄段儿童的正常值，建议到医院进行相关检查。

六、近视防控要点

(一)概述

近视的防控要点：避免不良用眼习惯、控制电子产品使用、增加户外活动、保障睡眠和营养等。

(二)学龄前——积极视力筛查、保护远视储备量

判断孩子视力是否正常时，要考虑年龄因素，不能用成年人的视力标准衡量 7 岁以下儿童视力。学龄前儿童，应当关注远视储备量，3 岁左右开始，每 6 个月定期检查视力，有条件者检查眼轴和屈光度。增加户外运动，每天不少于 2 小时，减少甜食摄入，缩短近距离用眼时间。要积极预防，避免过早过多接触电子产品，尽量降低其较早出现近视的可能性。

(三)学龄期——积极采取预防措施

在学龄期阶段，环境因素的作用较遗传因素更为显著。良好的用眼习惯、充足的户外活动、规律作息及合理膳食尤其重要。此外，可以咨询专业医生，采取安全、有效的中、西医预防手段。

(四)早治疗——儿童屈光不正要积极矫正

发生近视，要及时到正规医院眼科就诊，采取科学、专业的方法配镜、纠正或治疗。

七、中医适宜技术防控手段

(一)穴位按摩

穴位按摩简便易行，可随时随地进行。常用穴位有睛明、四白、太阳、鱼腰、丝竹空、阳白、攒竹、承泣、球后、瞳子髎、印堂等眼周穴位，

以及风池、合谷、足三里、太冲、肝俞、肾俞、中脘等全身穴位。手法操作时，部位要准、用力要稳、力量要持久，直达肌理，以产生酸胀感为度。每次3~5个穴位，每次按摩3~5分钟，以眼周穴位为主。循经取穴需在医生指导下进行。

　　眼保健操是在中医理论指导下的眼周围穴位按摩。主要手法包括按揉攒竹穴、按压睛明穴、按揉四白穴、按揉太阳穴、刮上眼眶。此外，还可结合头部、耳部穴位，如按揉风池穴、揉捏耳垂等。眼保健操要做到八字方针——"准确、足时、足量、持久"，具体就是取穴准确，按摩一定要够力量，以感到有酸胀感为度，但不可用力太过，损伤皮肤，同时按摩的时间要足够，每个穴位四个八拍，每天坚持做2~3次。

(二) 耳穴疗法

　　耳者宗脉之所聚也。耳穴疗法可以调整眼部周围的血液运行，改善缺氧，上调血液的运行，起到防控近视发生、发展的作用。耳穴疗法的操作需要在专业人员的指导下或对照模型选用耳穴压豆。常用穴位为眼、目1、目2、心、肝、脾、肾、神门等耳部穴位。操作时，注意局部手、耳消毒，以王不留行籽贴于选穴处，使用食指、拇指对其进行按压，每次0.5~1分钟，以出现酸胀热痛为度，1周更换1次，双耳交替。

　　注：若有皮肤过敏者，应及时终止治疗，去除耳豆。

(三) 中医食疗

　　中医认为儿童青少年近视主要由先天禀赋不足或久视伤血、肝肾不足等原因导致。临床眼科经方与验方中，多数包含药食同源中药。药食同源中药，既是食物，又是中药，具有治疗作用。因此，在中医整体观念及辨证论治理论指导下，可以指导儿童通过食疗进行调节。在日常膳食合理搭配的基础上，可以在专业中医师指导下，选用一些药食同源的中药进行合理搭配。

（四）其他中医疗法

针刺（包括常规针刺、揿针、梅花针、眼针）、刮痧、服用中药以及综合方法的体质调理等中医疗法对于近视的预防也有较好的效果，但此类方法需要在正规医疗机构进行，同时要结合孩子的接受能力和依从性。

八、日常防控手段

（一）概述

保护视力，预防近视，树立爱眼、护眼意识，养成良好的用眼卫生习惯。

（二）良好的视觉环境

（1）读书写字视觉环境要求光线充足，光源（窗户光线及台灯灯光）位于左前方。避免在过亮、过暗的光线下读写（如太阳直射光线下、傍晚光线不足时）。

（2）看电视的视觉环境要求人与电视机保持 3 米以上距离（或不小于屏幕对角线 4 倍）；电视屏幕高度与视线平行或稍低一些；电视机要放在背光的地方；电视的光亮度要合适，不能过亮或过暗。

（3）操作电脑视觉环境要求：电脑屏幕最好背向或侧向窗户，避免出现反光现象；电脑操作台应低于一般课桌的高度，座椅最好高低可调，电脑屏幕中心应与胸部在同一水平线上；电脑操作间的光线不应太弱或太强（12 平方米的房间安装一盏 40 W 日光灯即可达到所需的照度）。

（三）正确的姿势

1.读写姿势

身体坐正，保持"三个一"，即眼睛与书本距离一尺，胸前与桌子距离一拳，握笔的手指与笔尖距离一寸。书写时笔杆与纸面的角度为 40~50 度，不使用铅芯过细的笔。

2. 观看屏幕姿势

建议 0~3 岁幼儿禁用手机、电脑等视屏类电子产品，3~6 岁幼儿也应尽量避免接触和使用。观看电脑屏幕时，肩部保持放松，上背部扩展，上臂与前臂成 90 度，腕放松。电脑屏幕与眼睛之间距离应不低于 50 厘米，视线应略低于平视线 10~20 度。观看手机屏幕时，手机屏幕与眼睛之间距离应不低于 33 厘米。

(四) 用眼卫生习惯

连续近距离用眼时间尽量控制在 40 分钟以内，中间休息要注意放松眼睛，应到户外活动或凭窗远眺或闭目养神 10~15 分钟。

严格控制使用电子产品的时间。电子产品对青少年视力产生非常直接的影响，使用时间与近视检出率成正比。年龄越小，使用电子产品的时间应越短。学龄前儿童使用电子产品，单次不宜超过 15 分钟，每天累计不宜超过 1 小时；小学生单次不宜超过 20 分钟，每天累计不超过 2 小时；初中生不宜超过 3 小时；高中生不宜超过 4 小时。看屏幕 20~30 分钟后，要抬头眺望 6 米外远处至少 20 秒，使眼睛得到休息。避免在走路、吃饭、卧床、晃动的车厢内、光线暗弱或阳光直射下看书或电子产品。注意手卫生。避免用手揉眼睛。做眼保健操前，按照七步洗手法清洁双手，洗手时间不少于 30 秒。

(五) 规律作息，合理膳食

充足睡眠，尽量保证小学生每天睡眠 10 小时，初中学生 9 小时，高中学生 8 小时。避免作息时间不规律。均衡饮食，不挑食、不偏食，保证营养全面。多吃蔬菜瓜果，常吃富含维生素 A 食品。

(六)充足的户外活动

进行日间户外活动,充分接触阳光,可以有效地保护视力,达到预防近视、减缓近视发展的目的。每天户外活动时间中小学生宜不少于 2 小时,学前儿童宜每天 3 小时以上,其中体育锻炼时间不宜少于 1 小时。

九、常见误区

误区一:度数低,拒绝戴眼镜

"戴上眼镜,就摘不下来了,所以近视度数不高,就不要戴眼镜。"这是对近视镜的误解!正规医院散瞳检查确定为真性近视后,是不可逆的,如不及时矫正,不但视力不会恢复,反而加速近视的进展。

误区二:近视眼镜越戴度数越高

正确、科学地佩戴眼镜并不会越戴度数越高。儿童眼镜,尤其是第一副眼镜,一定要在专业眼科验配。青少年时期近视度数增加的最主要原因是用眼负担过重和不良用眼习惯。另外,在身高快速发育期,近视度数也增长较快。

误区三:近视眼镜,度数配浅一些

长期佩戴近视矫正不足的眼镜,会导致调节和集合之间的关系发生紊乱,即人为增加了近视度数。因此,对于配镜度数,应根据孩子视功能,听从专业医师的建议,合理配镜。视物模糊时要及时复查。要根据孩子调节、集合等双眼视功能,在专业医生指导下决定戴镜方式。

误区四:频繁摘戴

频繁摘戴眼镜,看近物时不戴眼镜,看远物时才戴,这种做法是不科学的。长此以往,眼球的调节功能和灵敏度会下降而加速近视。

误区五:盲信各种"治疗"

到目前为止,没有任何一种方法能够逆转近视,现有手段,只能延缓近视的进展。

不只长时间使用电视、手机、电脑会导致近视，所有近距离、得不到放松的用眼活动，例如看书、玩玩具、画画以及演奏乐器时看乐谱等，都属于近距离用眼，可以引起近视的发生。

十、其他需要注意的问题

如果儿童青少年出现经常眯眼、歪头视物、频繁揉眼睛以及看远处物体不清楚要离近看时，应及时咨询专业人士。

儿童青少年处在眼发育阶段，此时睫状肌调节力较强，若要准确判断其是否近视，还需要进行散瞳验光、眼轴检查等专业检测。

确诊假性近视或近视，应在正规医疗机构接受正规治疗。

关注科学信息，警惕虚假宣传。

（源自中华中医药学会眼科分会）

附录二　《儿童青少年近视防控中医适宜技术临床实践指南》

　　近视是临床常见眼病之一，现代医学认为近视是眼在调节放松状态下，平行光线经眼球屈光系统后聚焦在视网膜之前。中医学称为"目不能远视""能近怯远症"，以远距视物模糊、近距视物清晰、常移近所视目标，且眯眼视物为主要临床表现。随着度数不断升高，会出现一系列并发症，甚至致盲，如青光眼、白内障、黄斑病变等，严重影响国民健康素质。

　　目前，近视已成为全球性的公共卫生问题。流行病学调查显示，2018 年全球近视患病率约 30%，预计到 2050 年将上升至 49.8%，世界将有 47.58 亿近视患者。国家卫生健康委员会 2020 年统计数据显示，中国儿童青少年总体近视率为 52.7%，其中 6 岁儿童近视率为 14.3%，小学生为 35.6%，初中生为 71.1%，高中生高达 80.5%。我国儿童青少年近视呈现发病早、进展快、高度近视比例增加的趋势。因此，关口前移、及早干预是近视防控工作的重中之重，不仅能减少单纯性近视向病理性近视的转变，而且可以降低病理性近视致盲的风险。

　　中医药在近视防控领域具有不可替代的优势，在"治未病"思想指导下，采用中医药特色诊疗技术对近视不同阶段进行干预，如耳穴压丸、眼保健操、揿针、灸法、针刺、梅花针、穴位按摩、刮痧、食疗等，能够起到预防近视的发生、控制近视的发展、预防和治疗病理性近视引起的并发症等作用。目前虽然已有《中医适宜技术耳穴压丸防控儿童青少年近视操作指南》（试点试用）、T/CACM1357—2021 和 T/CACM1358—2021 等指南，但尚无相关规范指导中医适宜技术防控儿童青少年近视的临床应用。

　　为了提高临床对中医适宜技术防控儿童青少年近视的认知和处置水平，由中华中医药学会眼科分会牵头，组织中、西医眼科专家、方法学专家，根据临床经验总结中医适宜技术的特点和优势，系统整理目前最佳循证医学证据与临床应用情况，编制了本文件。

一、流行病学

(一)发病率与危害

近数十年来，近视在世界范围内患病率不断上升，预计到 2050 年将会有 47.58 亿近视患者，占世界人口的 49.8%，其中包括 9.38 亿高度近视患者。高度近视患者的终生视力障碍风险显著增加，黄斑病变是其中最主要的原因，预计 2050 年将有 1850 万人因此失明。

在我国，屈光性眼病是 2019 年疾病负担严重程度中排名第二的眼病，且为 15 岁以下人群疾病负担最重的眼病。2020 年儿童青少年总体近视率为 52.7%，其中小学阶段近视率从一年级的 12.9%快速攀升至六年级的 59.6%，近视低龄化问题仍然突出。

(二)危险因素

目前较为明确的近视进展的危险因素是遗传因素和后天环境(行为)因素。研究表明父母双方都是近视的孩子出现近视的概率显著高于父母没有近视或仅一方有近视的孩子，如果父母亲中有一方患有近视，那么孩子出现近视的概率明显高于父母都没有近视的孩子。同时，长时间近距离用眼和户外活动的时间减少也是近视发病的另一大重要因素。此外，行为因素如睡眠不足、饮食失衡、用眼习惯不良等也是近视发生发展的危险因素。

二、病因病机

本病在中医有"目不能远视""能近怯远证""近觑"之称，"近视"一名最早见于清代。其病因分为先天禀赋不足以及后天发育不良，阳虚阴盛、心阳不足、肝肾亏损、气血亏虚和久视等均可导致近视。

儿童青少年近视前期及低度近视的不同阶段病机转归特点主要有两个方面：①心阳不足，气虚神馁，神光拘敛，现代研究认为该病机与近视前期向真性近视的转变有关；②竭视劳倦，耗伤津血，气血两亏，现代研究认为该病机与低度近视向高度近视转变有关。

三、治疗方法

(一)一般原则

根据近视发生、发展的不同阶段和临床实际情况(年龄、接受度、依从性等)选择不同的中医适宜技术进行干预，根据辨证论治(虚则补之、实则泄之等)选择穴位、手法等。依据个人体质选择食疗方等。相关中医适宜技术操作规范应符合中医适宜技术操作规范的规定。

(二)耳穴压丸疗法

《灵枢·素问》曰："耳者宗脉之所聚也。"耳是全身经络分布最密的地方，与五脏六腑、全身组织器官的生理功能和病理变化有直接或间接的联系，具有调节经络及脏腑气血的功能。通过按压、针刺等方式刺激这些耳部穴位，使得神经冲动上、下行传导，可以直接或间接地起到调节作用，提高视力。现代医学研究证实，耳穴压丸疗法(简称"耳穴压丸")能够放松痉挛疲劳的睫状肌和眼外肌，缓解视疲劳。

(三)眼保健操

眼保健操是依据中医的经络学说和按摩原理发展而成的一套消除眼疲劳、保护眼健康和预防近视眼的保健手法，作为国家强制执行的防控方法，能直接放松按摩眼部肌肉，缓解视疲劳症状，起到防治近视的作用。且患者接受度高，痛苦小，有效弥补了其他方式的不足，如晕针、年龄过小不配合针灸、中药治疗的患者等。眼保健操以"准确、足时、足量、持久"八字方针为核心，具体是指取穴准确，按摩一定要够力量，以感到有酸胀感为度，但不可用力太过，损伤皮肤，同时按摩时间要足够，每个穴位4个八拍，每天坚持做2~3次。

（四）揿针疗法

《黄帝内经》有"静而久留"之说，揿针疗法（以下简称揿针）是在传统针刺留针的基础上演变发展而来的，突出了长效针感的刺激。通过对特定穴位进行皮下埋针，可以对末梢神经产生持续而稳定的刺激，促进经络气血的有序运行，达到祛邪扶正的作用。

（五）灸法

目得血而视，灸法温暖透达，药物渗透力强，具有温通经脉、行气活血、散寒祛瘀功效，通过刺激眼周局部穴位，改善局部供血情况，从而达到一定的治疗效果。《灵枢·官能》载"针所不为，灸之所宜"，也就是说，灸法可以补充针药之不足。研究表明，低能量、远红外辐射的"非热效应"可为蛋白质提供能量且不破坏分子结构，可能是灸法发挥疗效的重要因素之一。

（六）针刺疗法

《黄帝内经·灵枢》曰"目者，五脏六腑之精也""十二经脉，三百六十五络，其血气皆上于面而走空窍。其精阳气上走于目而为睛"。眼睛与全身经络联系都极为紧密，脏腑精气通过经络上滋于目而视物精明。针刺疗法（以下简称"针刺"）根据眼与脏腑经络的关系，辨证选穴，通过针刺穴位，疏通经络，调和脏腑，调节全身的气血运行，增强对眼目的濡养。研究表明，针刺可解除睫状肌的疲劳及痉挛，改善视功能。

（七）梅花针疗法

梅花针疗法（简称"梅花针"），其叩刺部位为局部穴位和经络循行分布区域，通过皮部—络脉—经脉通路，疏通经络、促使气血畅通、调和阴阳，从而起到增强眼部血液循环、松弛眼部肌肉、缓解睫状肌痉挛等作用。

（八）穴位按摩

穴位按摩，即用手法刺激穴位周围的神经和血管，能够疏通经络，调节气血，可以改善局部眼组织的血液循环，发挥其经络腧穴的特殊作用，从而提高交感神经及副交感神经的兴奋性及其相互作用，消除睫状肌的痉挛，促进和调节眼球的血液循环，以消除近视患者的眼部肌肉组织功能衰退的现象，达到治疗目的。

（九）刮痧

刮痧，以中医皮部理论为基础，利用刮痧板等刮痧器具作用在经络、穴位等处皮肤，通过刮痧，使经络、穴位等处皮肤出现潮红色或者紫红色的痧点，改善局部微循环。刮痧用于眼周可促进眼周毛细血管扩张，改善血液循环，疏通经络，减轻视疲劳；用于膀胱经肝俞至肾俞段，不仅可以疏通背部气血经络，还可以调补肝肾。

（十）食疗

中医学认为，儿童青少年近视主要由先天禀赋不足或久视伤血、肝肾不足等原因导致。临床眼科经方与验方中，多数包含药食同源中药。药食同源中药，既是食物，又是中药，具有治疗作用。

四、预防与调摄

（一）读写姿势

读书写字坐姿端正，坚持"三个一"，即握笔的指尖离笔尖一寸（约

3.3 厘米)、胸部离桌子一拳(6~7 厘米)，书本离眼一尺(约 33 厘米)。

(二)用眼行为

避免用眼过劳，连续近距离用眼时间尽量控制在 30~40 分钟，中间休息远眺 10~15 分钟。严格控制使用电子产品的时间，根据年龄段不同，每次连续使用不应超过 30 分钟，年龄越小，使用电子产品的时间应越短。不应在行走、吃饭、躺卧、坐车等情况下看书、写字、使用电子产品。

(三)视觉环境

读写应在采光良好、照明充足的环境中进行，避免光线暗弱或阳光直射。

(四)生活习惯

合理搭配，均衡饮食，少吃甜食和油炸食品，多吃富含维生素 A 食品。规律作息，保证充足睡眠，小学生每日不少于 10 小时。

(五)户外活动

保证每日日间户外活动累计时间不少于 2 小时，接触自然光时间不少于 1 小时。

(源自中华中医药学会眼科分会)

附录三 　浙医健衢州医院眼科中心简介

1. 基础条件

浙医健衢州医院(即浙江省医疗健康集团衢州医院、浙江衢化医院)眼科中心所在的医疗机构为三级综合公立医院,隶属国资委旗下的浙旅集团。眼科中心为省市共建重点学科,浙江眼视光专科联盟单位,视光团队经验丰富,还

浙医健衢州医院
眼科中心介绍视频

引进了最优质的医疗管理及人性化服务理念。浙医健衢州医院眼科中心除了巨化总部还有占地面积 300 平方米的市区视光门诊部,还建立了 300 多平方米的衢州市眼健康科普馆。就诊环境优美、舒适,设备先进,技术精湛。

2. 人员条件

浙医健衢州医院眼科中心有完善的人才梯队,共由 40 名成员组成,平均年龄 34 岁,其中 30 名专业眼科人员均毕业于高等医学院校。有主任医师 1 名、副主任医师 2 名、主治医师 5 名,住院医师 4 名,其中博士 1 名、研究生 6 名,视光师 10 名,护士 6 名,专业的视功能训练师 4 名。眼科中心主任潘冰心主任医师为衢州市医学会眼科分会副主任委员、浙江省医师协会眼科医师分会委员、浙江省预防医学会眼病预防与控制专业委员会委员、省中西医结合眼科分会委员、省中医药学会眼科分会委员、省超声学会眼科分会委员,浙江省超声医学工程学会眼科专业委员、柯城区近视防控研究会会长。潘冰心主任为衢州市医疗卫生系统"258 重点学科人才培养工程"雄鹰医学英才,浙江省医疗健康集团眼科首席专家,浙江省国资国企系统优秀共产党员,温州医科大学眼视光学院优秀带

教老师。

3.设备条件

(1)高效的筛查设备：自主研发了筛查软件与设备的对接系统。

(2)学生视力档案建设工作流程。

(3)家长查询系统。

(4)学校报表系统。

(5)近视防控咨询系统。

(6)近视防控干预系统。

附录四　衢州市眼健康科普馆简介

　　衢州市眼健康科普馆是衢州市第一家青少年眼健康科普馆。2022 年 9 月，衢州市教育局、衢州市科技局、中共衢州市委宣传部、衢州市科学技术协会联合为衢州市眼健康科普馆进行"衢州市科普教育基地"授牌。

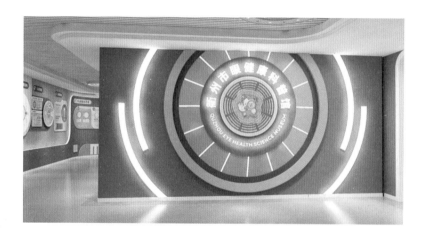

　　衢州市眼健康科普馆整体分为形象区、科普区、讲演区、互动区、艺术区五大区域，运用声光电等现代表现手法，引导教师、家长和青少年认知近视的产生、危害、预防、延缓以及各种常见眼病的治疗，从而认清近视的危害，养成良好用眼习惯，建立科学护眼方法。

1. 形象区

以"小眼睛看世界"的主题，讲述近视预防的背景及意义。

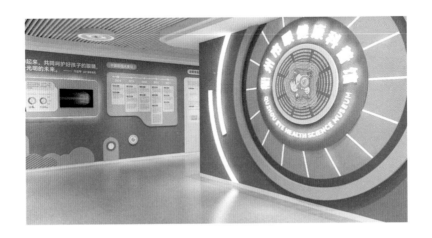

2. 科普区（眼睛里的小秘密）

通过图文展板的形式介绍常见眼部疾病、近视眼的形成和防控、人眼发育过程、视觉形成过程、眼镜发展史，并包括眼睛疾病和眼睛测试等互动内容。

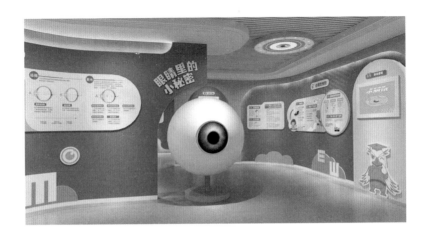

3.讲演区

主要功能为播放爱眼视频和举行爱眼科普讲座,设有座椅,可开展活动。

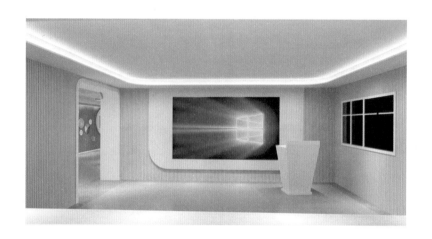

4.艺术区

采用透视 3D 立体画的方式,展现震撼视觉效果,并设置互动绘画墙,融艺术与互动为一体。

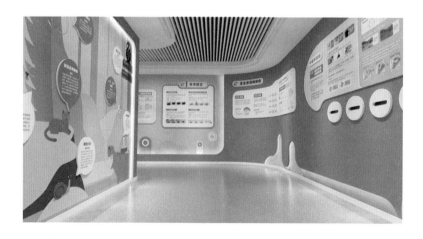

5.互动区

设置各种与眼睛光学相关道具,让孩子们进行观察体验,配合眼科保健互动和眼科知识抢答等多媒体进行互动。还有多种眼睛互动游戏,以科技手段带给孩子们新奇直观的视觉感受。

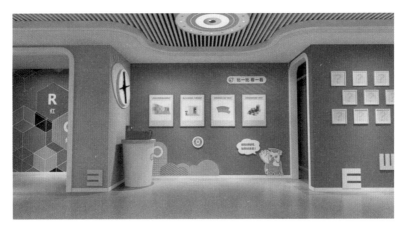

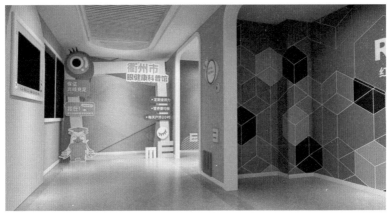

科普体验馆注重"体验"式科普,采用先进、特色、新颖、有趣的可体验式展品,让受众"浸入式"深度了解眼健康有关知识,体验眼健康相关产品和服务,提升科普效果。旨在通过展馆的形式,将历史、生活、艺术、

科学等要素渗透到展馆的每个角落。孩子们在体验区探索眼睛奥秘，在科普区了解眼睛健康知识，在互动区体验医生工作，在讲演区聆听科普讲座，在艺术区感受艺术魅力。这里是帮助孩子成长的知识乐园。利用生动有趣的互动空间和多媒体技术，引导教师、家长和孩子去发现眼睛的无穷奥秘，从而向青少年和教师、家长们科普眼科知识，帮助孩子更好地养成健康用眼的习惯。